Martin Schlobies

# Manual zur Differential- diagnose in der Psychiatrie

W0232382

Springer-Verlag
Berlin Heidelberg New York 1976

Dr. med. Martin Schlobies
Facharzt für Neurologie und Psychiatrie
Rheinstraße 52, 1000 Berlin 41

ISBN 3-540-07715-4 Springer-Verlag Berlin Heidelberg New York
ISBN 0-387-07715-4 Springer-Verlag New York Heidelberg Berlin

Library of Congress Cataloging in Publication Data:
Schlobies, Martin, 1942 – Manual zur Differentialdiagnose in der Psychiatrie. (Kliniktaschenbücher)
Bibliography: p. Includes index. 1. Mental illness-Diagnosis-Handbooks, manuals, etc. I. Title
RC469.S34    616.8'9'075    76-26000

Satz- u. Bindearbeiten: Appl, Wemding. Druck: aprinta, Wemding

# Vorwort

Die Idee zu dem vorliegenden Manual entstand in meiner Medizinalassistentenzeit. Auf einen Blick wollte ich mich über die Symptomatik eines Delirs oder einer Involutionsdepression informieren, was anhand der Register der ausführlichen Hand- und Lehrbücher schwierig ist. Dies Büchlein soll eine solche Übersicht nun ermöglichen: schnell zu finden ohne lange zu suchen: zur Information für Studenten in den klinischen Semestern, für das Internatsjahr, für junge Kollegen und auch für erfahrene zum schnellen Rekapitulieren. Der Bereich der psychosomatischen Krankheiten wurde, da diese in erster Linie den Internisten beschäftigen, nicht mit aufgenommen. Angaben zur Pathogenese und Therapie sind, da sie den Rahmen dieses Büchleins sprengen würden, nur ausnahmsweise aufgeführt.

Mit Bedacht wurde der Begriff der ,,Psychopathie'', der kaum scharfe diagnostische Zuordnungen und keine therapeutischen Ansätze ermöglicht, nicht benutzt. Mehr Wert wurde auf die praktisch wichtigen Bereiche der Sucht und der psychiatrisch relevanten Nebenwirkungen von Medikamenten gelegt.

Mein Kollege Roland Urban hat mir sehr bei der Abfassung des Manuskripts geholfen. Ihm möchte ich an dieser Stelle dafür herzlich danken. Außerdem danke ich Herrn Ass. Prof. Dr. Bernd Holdorff (Neurologische Klinik im Klinikum Steglitz der Freien Universität Berlin) für die Durchsicht der neurologischen Abschnitte.

Berlin, September 1976                    MARTIN SCHLOBIES

# Inhaltsverzeichnis

# Einleitung

Das Manual ist kein Lehrbuch und kein Handbuch; es soll eine Hilfe für Diagnosestellung und Differentialdiagnose in der Psychiatrie sein. Auf verbindenden Text wurde verzichtet.

Das Manual hat vier Teile:
— Praktische Hinweise
— Register der Symptome
— Systematischer Teil (mit WHO-Diagnosen: ICD = International Classification of Diseases)
— Übersicht über Medikamente, bei den psychiatrisch wichtige Nebenwirkungen beobachtet wurden.

Im Interesse der Übersichtlichkeit wurden nur die wichtig erscheinenden Symptome aufgeführt; einige Symptome wurden weggelassen, weil sie teils schwer zu diagnostizieren sind und daher hier weniger praktische Bedeutung (z. B. qualitative Bewußtseinsveränderungen), teils wenig differentialdiagnostischen Wert haben (z. B. Konzentrationsstörungen). Körperliche (z. B. neurologische) Symptome wurden nur wenn notwendig aufgeführt.

Im Systematischen Teil finden sich kurze Beschreibungen der Syndrome und Krankheiten sowie Hinweise auf die mögliche Ätiologie.

*Nicht alle bei einem Krankheitsbild aufgeführten Symptome müssen notwendigerweise beim jeweiligen Patienten auftreten.*

Psychiatrische Symptomatik erhält Krankheitswert oft erst dann, wenn die Toleranzgrenze der Umgebung des Patienten überschritten wird; gleichzeitig wird die Symptomatik durch die spezielle Umgebung und Situation des Patienten mitgeprägt. Aus diesem Grunde sollten die sozialen Bezüge des Patienten immer genau erfragt werden.

---

*Hinweis:* Bei Anfallsleiden und Organischem Psychosyndrom ist besonders bei jüngeren Patienten stets an Hirntumoren zu denken und genauestens neurologisch zu untersuchen!

---

Beispiel für die Benutzung des Manuals:
Ein Patient berichtet von allgemeiner Lustlosigkeit, wie schwer es ihm falle, sich zu einer Tätigkeit aufzuraffen, er habe keine Initiative mehr, die Stimmung sei etwas gedrückt, aber nicht ausgesprochen schlecht. Hier liegt offenbar eine *Antriebsverminderung* vor, unter diesem Stichwort finden wir folgende möglichen Ursachen:
- Endogene Depression
- Schizophrenie
- Depressive Erlebnisreaktion

**dann:**
- Rauschmittelabhängigkeit
- Arteriosclerosis cerebri
- Korsakow-Syndrom

**seltener:** Hirnlokales Psychosyndrom
Chorea minor
Progressive Paralyse
Postencephalitischer Parkinsonismus
Ikterus
Cushing-Syndrom oder langfristige Corticoid-Therapie
Hypophyseninsuffizienz
Morbus Addison
Kastration

Wenn die körperlichen Ursachen ausgeschlossen werden können und aus Anamnese und Alter kein Hinweis für das Vorliegen einer Drogen-Abhängigkeit, einer Arteriosclerosis cerebri oder eines Korsokow-Syndroms zu entnehmen ist, wird man an die häufigsten Ursachen einer Antriebsverminderung denken müssen:
An eine endogene Depression, an eine depressive Erlebnisreaktion oder an eine Schizophrenie.
Der systematische Teil gibt nun weitere Symptome der jeweiligen Krankheitsbilder an, so daß durch zusätzliche Hinweise, z. B. den zeitlichen Zusammenhang mit einem belastenden Erlebnis (Tod eines Angehörigen, aber auch berufliche Beeinträchtigung, wie Ausbleiben eines erwarteten Aufstiegs) meist leicht die diagnostische Entscheidung z. B. für die depressive Erlebnisreaktion getroffen werden kann.
Natürlich ist der diagnostische Prozeß selten so geradlinig und einfach. Gerade in der Psychiatrie wird man sich oft erst nach mehrfacher

2

Exploration für eine Diagnose entscheiden können. Die in diesem Buch angeführten Übersichten sollen aber möglich machen, sich schnell über Krankheitsbilder und Syndrome zu informieren und damit den diagnostischen Prozeß vor einer vollständigeren Hintergrundsinformation ablaufen zu lassen.

## Einige Hinweise für die Untersuchung psychisch Kranker

Die Exploration psychisch Kranker braucht Zeit und Geduld. Man muß dazu ungestört sein, möglichst in einem ruhigen Raum sitzen. Auf keinen Fall im Stehen auf dem Flur explorieren! Man gebe keine Kommentare und mache sich, wenn überhaupt, nur stichwortartige Notizen. Erfahrungsgemäß sind die Patienten in einem zweiten Gespräch aufgeschlossener und mitteilsamer.

Zunächst müssen während der ersten Phase der Kontaktaufnahme das Erscheinungsbild, die Kleidung usw. des Patienten beobachtet werden sowie sein Spontanverhalten und seine Spontanäußerungen. Am besten fragt man nach den Beschwerden des Patienten oder nach besonderen Erlebnissen der letzten Zeit und nach Beruf und Arbeitssituation.

Hat der Patient etwas Vertrauen gefaßt, versucht man sich durch einfache Fragen über folgende Punkte klar zu werden:

1. Ist der Patient orientiert?

2. Ist ein geordnetes Gespräch mit ihm möglich? Ist der Gedankengang logisch und nachfühlbar oder bestehen Störungen des Gedankenablaufes?

3. Welche Gedankeninhalte bringt der Patient vor? Sind beherrschende Gedankeninhalte auffällig, z. B. Verfolgungsideen?

4. In welcher Stimmung ist der Patient? Ist er euphorisch, depressiv oder schnell wechselnder Stimmung (affektlabil)? Bei Depressiven muß man nach Suicidimpulsen suchen („es hat alles keinen Sinn mehr, ich würde gern Schluß machen"). Ist die Stimmungslage einfühlbar und der Situation des Patienten entsprechend?

5. Wie ist die Familiensituation und das Auskommen mit Nachbarn oder Arbeitskollegen?

6. Wenn der Patient Vertrauen gefaßt hat, kann man versuchen, die sexuellen Probleme zu erfragen, z. B.: „Haben Sie regelmäßig mit Ihrem Mann (Ihrer Frau) Verkehr? Gibt es dabei Schwierigkeiten?"

7. „Waren Sie schon einmal in nervenärztlicher Behandlung? Nehmen Sie irgendwelche Medikamente? Wie heißen diese?"

8. Wegen der Häufigkeit des Alkoholismus ist die Frage nach Alkohol — etwa in folgender Form — zu stellen: „Wieviel Alkohol vertragen Sie? Trinken Sie regelmäßig etwas Alkohol?"

9. Möglichst mit Einverständnis des Patienten befrage man die Begleitperson des Patienten, Angehörige oder Nachbarn.

Beim Gespräch darf man eine feste Reihenfolge der Fragen nicht erzwingen wollen, sondern der Gesprächsverlauf sollte möglichst vom Patienten bestimmt werden, und der Arzt sollte nur vorsichtig eingreifen.

---

*Also:* Zeit lassen!
Beobachten!
Zuhören!
Dann erst Fragen stellen.

# Liste der Symptome
nach Gruppen geordnet

## Bewußtsein

## Orientierung

## Sprachauffälligkeiten

## Verhalten, Antrieb und Intentionsbildung

## Stimmung und Affektivität

# Wahrnehmungsstörungen, Illusionen und Halluzinationen

# Persönlichkeitsstörungen, Ichstörungen

# Bewußtseinstrübung, Bewußtseinsverminderung

> **Definition:** Verminderung psychischer Funktionen;
> wie: Wahrnehmung, Aufmerksamkeit, Merkfähigkeit, Orientierung, Denken;
> oft mit *nachfolgender Amnesie*

(Bewußtseins*verlust:* s. systematischer Teil: Kurzdauernder Bewußtseinsverlust, Komatöse Zustände, Spezielle Anfallsformen)

## finden sich bei:

- Amentielles Syndrom *(s. S. 95)*
- *Delir (s. S. 95)*
- *Dämmerzustand (s. S. 97)*
- *Hirntumoren*
- Hirntraumen (Commotio, Contusio cerebri)
- Hypoglykämie
- Hyperglykämie
- Urämie
- Katastones Syndrom *(s. S. 99)* und Katatone Schizophrenie *(s. S. 57)*
- Hysterische Erlebnisreaktion *(s. S. 64)*
- Primitivreaktion *(s. S. 64)*
- Pathologischer Rausch *(s. S. 108)*
- Arteriosclerosis cerebri

---

*seltener bei:* Infektionskrankheiten
Progressive Paralyse *(s. S. 106)*
Eklampsie
Encephalomyelitis disseminata
Porphyrie

# Orientierungsstörungen, Desorientiertheit

*Definition:* Nicht-Bescheid-Wissen über die gegenwärtigen örtlichen, zeitlichen und situativen Gegebenheiten, über die eigene Person

*finden sich bei:*

— Delir, Dämmerzustand, Amentielles Syndrom *(s. S. 95)*
— Organisches Psychosyndrom *(s. S. 100)*
— Arteriosclerosis cerebri, Dementia senilis
— Korsakow-Syndrom *(s. S. 100)*

# Sprachauffälligkeiten

> **Definition:** Mutismus (Nichtsprechen bei intakten Sprachorganen)
> Logorrhoe (Redefluß)
> Perseverationen (ständiges Wiederholen gleicher Worte und Inhalte)
> Verbigerationen (stetiges mechanisches Wiederholen gleicher Worte oder Wortbruchstücke)
> Neologismen (Wortneubildungen)
> Echolalie (mechanisches Nachsprechen gehörter Worte)
> Sprachzerfall (nur Worte und Wortbruchstücke werden gesprochen)

*finden sich bei:*

- Schizophrenie *(s. S. 57):* Katatone Form
- Katatones Syndrom *(s. S. 99)*
- Dementia senilis *(s. S. 74)*
- Alkoholintoxikation
- Rauschmittelintoxikation *(s. S. 112)*
- Manie *(s. S. 62)*
- Paranoide Psychose im Involutionsalter *(s. S. 73)*
- Drogenabhängigkeit *(s. S. 112)*
- Organisches Psychosyndrom *(s. S. 100)*
- Endogene Depression *(s. S. 62)*
- Picksche Krankheit *(s. S. 75)*
- Hirntraumen

*Logoklonien* (mehrfaches Wiederholen der Wortanfänge) bei:
- Alzheimersche Erkrankung (s. Psychosen im Rückbildungsalter)

11

***Silbenstolpern und -schmieren*** (Testwort: 3. reitende Artilleriebrigade)
— bei Erkrankungen im bulbären Bereich, z. B.:
    — Progressive Paralyse *(s. S. 106)*
    — Encephalomyelitis disseminata

# Kindliches Verhalten

> **Definition:** Infantile Verhaltenweisen, wie kindliche Sprache, Einnässen, Einkoten

**findet sich bei:**

- *Schizophrenie (s. S. 56)*
- Neurotische Fehlhaltungen *(s. S. 67)*
- *Hysterie (s. S. 66)*
- Oligophrenie
- *Organische Demenz (s. S. 103)*
- Progressive Paralyse *(s. S. 106)*

**cave:** Sphincterstörungen durch neurologische Krankheiten

# Spezielle Verhaltensauffälligkeiten

---

**Definition:** Manierismen (Verschrobenheiten)

Stereotypien (stets gleiche Handlungsabläufe werden ausgeführt)

Automatismen (Pat. führt Handlungen aus, die er bewußt nicht intendiert)

Befehlsautomatismen (Befehle werden automatenhaft befolgt)

Negativismus (der Pat. tut das Gegenteil von dem, was man erwartet oder anordnet)

---

**typisch für:**

— **Schizophrenie (s. S. 56)**
(s. auch Katatones Syndrom)

*Stereotypien* auch bei:
— Dementia senilis *(s. S. 74)*
(typisch: sinnloses stetiges Nesteln am Bettzeug)
— Delir *(s. S. 95)*

# Antriebsverminderung

---

**Definition:** Allgemeine Verminderung der zielgerichteten Aktivität

---

*findet sich bei:*

- *Endogene Depression (s. S. 62)*
- *Depressive Erlebnisreaktion (s. S. 64)*
- *Schizophrenie (s. S. 56)*
- Rauschmittelabhängigkeit *(s. S. 112)*
- Arteriosclerosis cerebri *(s. S. 74)*
- Amentielles Syndrom *(s. S. 95)*
- Korsakow-Syndrom *(s. S. 101)*

---

*seltener:* Hirnlokales Psychosyndrom *(s. S. 102):* Stammhirn und Stirnhirn
Chorea minor
Progressive Paralyse *(s. S. 106)*
Postencephalitischer Parkinsonismus
Ikterus
Cushing-Syndrom oder langfristige Corticoid-Therapie
Hypophyseninsuffizienz
M. Addison
Kastration

# Stupor

**Definition:** Starrezustand mit eingeschränktem oder fehlendem
Umweltkontakt;
unterscheide: Präkoma

*findet sich bei:*

— *Schizophrenie (s. S. 57):* Katatone Form
— Katatones Syndrom *(s. S. 99)*
— *Endogene Depression (s. S. 62)*
— Primitivreaktionen (z. B. Haftpsychose) *(s. S. 64)*

*seltener bei:* Hirntumor
Typhus und Flecktyphus
Encephalitis
Epileptischer Dämmerzustand *(s. S. 77)*

# Antriebssteigerung

> **Definition:** Zunahme der ungerichteten Aktivität oder der zielge-
> richteten Initiative, Zunahme der psychomotorischen
> und/oder der intellektuell-assoziativen Funktionen

*findet sich bei:*

- *Manie (s. S. 62)*
- *Agitierte Depression (s. S. 62)*
- *Schizophrenie (s. S. 56)*
- *Weckaminabhängigkeit (s. S. 112)*
- Delirium *(s. S. 95)*

---

*seltener bei:* Progressive Paralyse *(s. S. 106)*

## Motorische Unruhe
## (auch der mimischen Muskulatur)
(S. auch Erregungszustände und Antriebssteigerung)

*findet sich bei:*

- *Delirium (s. S. 95)*
- Amentielles Syndrom *(s. S. 95)*
- Dämmerzustand *(s. S. 97)*
- Drogenabhängigkeit (auch bei Entzug)
- *Schizophrenie (s. S. 56)*
- Manie *(s. S. 62)*
- agitierte Depression *(s. S. 62)*
- Dementia senilis *(s. S. 74)*
- Paranoid-halluzinatorisches Syndrom *(s. S. 98)*
- Nebenwirkung bei Neuroleptica-Therapie

---

*seltener bei:*  Hypoglykämie
Hyperthyreose
Reaktive Erregung *(s. S. 64)*
Präsenile Psychosen, besonders Alzheimersche Krankheit *(s. S. 74)*

# Erregungszustände

*finden sich bei:*

- *Manie (s. S. 62)*
- *Katatone Schizophrenie (s. S. 57)*
- Katatones Syndrom *(s. S. 99)*
- *Delir (s. S. 95)*
- Amentielles Syndrom *(s. S. 95)*
- Dämmerzustand *(s. S. 97)*
- (Pathologischer) *Alkoholrausch* (s. Alkoholismus)
- *Akute Rauschmittelintoxikation (s. S. 112)*
- Appetitzüglerüberdosierung
- Psychogene Reaktion *(s. S. 64):* Abnorme Erlebnisreaktion, Primitivreaktion
- Oligophrenien *(s. S. 104)*

---

*seltener bei:* Hirntumoren
CO-Vergiftung
Encephalitis
Perniziöse Anämie
M. Wilson
Cushing-Syndrom oder langfristige Corticoid-Therapie
Progressive Paralyse *(s. S. 106)*

19

# Enthemmung, Triebenthemmung

> **Definition:** Mangelhafte Selbstkontrolle beim Sprechen und Handeln, imponiert als unangepaßtes Verhalten

*finden sich bei:*

— Schizophrenie *(s. S. 57)* (bes. bei manischen Syndromen)
— *Manie (s. S. 62)*
— *Chronischer Alkoholismus (s. S. 109)*
— *Dementia senilis (s. S. 74)*
— Dämmerzustand *(s. S. 97)*

---

*seltener bei:* Hirnlokales Psychosyndrom *(s. S. 102)*
z. B. bei: Hirntraumen, besonders
Orbitalhirn
Picksche Krankheit
Weckaminabhängigkeit
Kokainabhängigkeit *(s. S. 113)*

# Triebhandlungen, Kurzschlußhandlungen

---

**Definition:** Handlungen, die bei Ausschaltung der bewußten
Kontrolle und Willensbildung durch starke Affekte
gesteuert werden;
Beispiel: Pyromanie (Brandstiftungsdrang)
Kleptomanie (krankhaftes Stehlen)
Poriomanie (Wandertrieb)
Gewalttaten

---

*finden sich bei:*

- *Primitivreaktion (s. S. 64)*
- (Epileptischer) *Dämmerzustand (s. S. 97)*
- *Schizophrenie (s. S. 57):* Katatone Form
- *Pathologischer Alkoholrausch (s. S. 108)*

---

*seltener bei:* Postencephalitischer Parkinsonismus
Hirnlokales Psychosyndrom (Stammhirnschädigung)
*(s. S. 102)*

# Depression

> **Definition:** Schwermut; gedrückte, traurige oder ängstlich-ver-
> zweifelte Stimmung

**findet sich bei:**

- *Endogene Depression (s. S. 62)*
- *Neurotische Depression (s. S. 67)*
- *Involutionsdepression (s. S. 73)*
- *Arteriosclerosis cerebri (s. S. 74)*
- *Schizophrenie (s. S. 56)*
- Akuter exogener Reaktionstyp *(s. S. 99)*
- Hirntumoren
- Endokrine Umstellungen (Wochenbett usw.) *(s. S. 71)*
- Depressive Erlebnisreaktion *(s. S. 64)*
  Primitivreaktion (z. B. Haftpsychosen)
  Erschöpfungsdepression, Entlastungsdepression

- Medikamentennebenwirkung *(s. S. 119)*

---

**seltener bei:** Progressive Paralyse *(s. S. 106)*
Endangiitis obliterans cerebri (junge Patienten!)
Perniciöse Anämie
Pellagra ($B_2$-Mangel)
Akute episodische Störung bei Epilepsie *(s. S. 77)*
Oligophrenie *(s. S. 104)*

# Angst

*findet sich bei:*

- *Schizophrenie (s. S. 56)*
- *Delirium (s. S. 95)*
- Amentielles Syndrom *(s. S. 95)*
- Alkoholismus *(s. S. 108):* Delirium tremens
  Alkoholhalluzinose
  Pathologischer Alkoholrausch
- Entzugserscheinungen bei Drogenabhängigkeit *(s. S. 113)*
- Angstneurosen, Depressive Neurosen *(s. S. 67)*
- *Endogene Depression (s. S. 62)*
- Involutionsdepression *(s. S. 73)*
- Paranoid-halluzinatorisches Syndrom *(s. S. 98)*
- Hypoglykämie

---

*seltener bei:* Epileptischer Dämmerzustand *(s. S. 77)*
  Psychogene Reaktionen *(s. S. 64):*
  Depressive Erlebnisreaktion
  Reaktive Erregungszustände
  Akute Rauschmittelintoxikation *(s. S. 112)*
  Kokainpsychose *(s. S. 113)*

## Innere Unruhe
(zu unterscheiden von motorischer Unruhe)

*findet sich bei:*

— Involutionsdepression *(s. S. 73)*
— *Agitierte Depression (s. S. 62)*
— *Schizophrenie (s. S. 56)*
— Delirium *(s. S. 95)*
— Atypische exogene Syndrome ohne Bewußtseinsstörung *(s. S. 99)*
— *Nebenwirkung vieler Psychopharmaka*
— Alkoholhalluzinose *(s. S. 110)*
— Depressive Erlebnisreaktion *(s. S. 64)*

---

*seltener bei:* Herzinsuffizienz
Hyperthyreose
Postencephalitischer Parkinsonismus
Hypertonische Krisen

# Euphorie

---

**Definition:** Unangemessen gehobene Stimmung, übermäßige Heiterkeit

---

**findet sich bei:**

- *Manisch-depressive Krankheit (s. S. 62)*
- Schizophrenie *(s. S. 56)*
- *Rauschmittelabhängigkeit (s. S. 112)*
- Phenacetinabhängigkeit *(s. S. 114)*
- *Chronischer Alkoholismus (s. S. 109)*
- Medikamentennebenwirkung *(s. S. 120)*

---

**seltener bei:** Progressive Paralyse
Stirnhirntumoren
Hirntraumen
Corticoid-Therapie
Delirium *(s. S. 95)*
Korsakow-Syndrom *(s. S. 101)*
Encephalomyelitis disseminata
Akute episodische Störung bei Epilepsie *(s. S. 77)*
Fleckfieber

# Mürrisch-gereizt, dysphorisch, morose Verstimmtheit

*findet sich bei:*

- *Manisch-depressive Krankheit (s. S. 62)*
- Dementia senilis *(s. S. 74)*
- Drogenabhängigkeit (z. B. Morphinismus) *(s. S. 112)*
- Chronischer Alkoholismus *(s. S. 109)*
- *Dämmerzustand (s. S. 97)* (bes. Epileptischer Dämmerzustand)
- Endokrine Umstellung, z. B. Menstruation *(s. S. 71)*
- *Schizophrener Defekt (s. S. 58)*

*seltener bei:* Hirntraumen (Spätfolge)
Progressive Paralyse *(s. S. 106)*
Encephalomyelitis disseminata
Chorea minor
Chorea Huntington (vor Auftreten der Zuckungen)
Schwere Hyperbilirubinämie
Tetanie (Hypocalcämie)
Hypoglykämie
Hyperthyreose
Kastration

# Affektlabilität, Affektionkontinenz

> **Definition:** Stimmungen wechseln abnorm rasch, Gefühlsäuße-
> rungen — Lachen, Weinen — können nicht zurückge-
> halten oder gesteuert werden

*finden sich bei:*

- *Arteriosclerosis cerebri (s. S. 74)*
- *Organisches Psychosyndrom (s. S. 100)*
- Chronischer Alkoholismus *(s. S. 109)*
- *Demenzen (s. S. 103)*
- *Schizophrenie (s. S. 56)*
- Manisch-depressive Krankheit *(s. S. 62)*
- Drogenabhängigkeit *(s. S. 112)*
- Epileptische Wesensänderung *(s. S. 78)*

# Affektive Einbrüche

| **Definition:** Angst- oder Glücksgefühle überwältigender Intensität ohne adäquaten Anlaß |
| --- |

**finden sich bei:**

- (Akute) *Schizophrenie (s. S. 56)*
- *Akute Rauschmittelintoxikation* (Halluzinogene: LSD, Mescalin, STP) *(s. S. 112)*

---

**seltener bei:**  Hirnlokales Psychosyndrom *(s. S. 102),* bes. Stammhirnsyndrom
Pathologischer Alkoholrausch *(s. S. 108)*
Postencephalitischer Parkinsonismus

# Affektstarre

**Definition:** Längere Zeit gleichbleibende Grundstimmung und meist unbewegliche Mimik (eingeschränkte Affektmodulation)

*findet sich bei:*

- *Schizophrenie (s. S. 56)*
- *Endogene Depression (s. S. 62)*
- Depressive Neurosen (s. Neurosen)
- Progressive Paralyse *(s. S. 106)*

*Unterscheide:* Amimie bei verschiedenen neurologischen Krankheiten z. B. Parkinsonismus

Doppelseitige Facialisparese

# Inadaequates Affektverhalten

> *Wie:* 1. Parathymie und Paramimie; der Situation nicht angepaß-
> te Gefühle und Gefühlsäußerungen
> 2. deutliche Affektambivalenz: gegensätzliche, einander
> widersprechende Gefühle
> 3. Störung des effektiven Rapportes, Kontaktes; Verlust
> der Fähigkeit, effektiv mitzuschwingen; Affektstarre

*findet sich bei:*

- Schizophrenie *(s. S. 56)*
- Endogene, Depression *(s. S. 62)* (hier aber seltener, nicht so stark
  ausgeprägt)
- Oligophrenien

# Merkfähigkeitsstörung

**Definition:** Störung der Fähigkeit, frische Eindrücke (z. B. eine Telefonnummer) einige (ca. 5) Minuten sich zu merken; *Konfabulation:* Ausfüllen von Gedächtnislücken mit erstbesten Einfällen)

**findet sich bei:**

- *Organisches Psychosyndrom (s. S. 100)*
- Chronische Schmerzmittelabhängigkeit *(s. S. 114)*
- *Korsakow-Syndrom (s. S. 101) (massive Merkfähigkeitsstörung)*
- Akute Schizophrenie *(s. S. 56)*
- *Dementia senilis (s. S. 74)*
- Arteriosclerosis cerebri *(s. S. 74)*

**seltener bei:** Progressive Paralyse *(s. S. 106)*
Hirntumoren
Hypothyreose
Hypophseninsuffizienz

# Denkverlangsamung, Denkhemmung, Gedankenarmut

*finden sich bei:*

- **Organisches Psychosyndrom (s. S. 100)** (Hirntumor?)
- Schlaf- und Schmerzmittelabhängigkeit *(s. S. 114)*
- **Hypothyreose**
- Epilepsie *(s. S. 78)*
- **Endogene Depression (s. S. 62)**
- **Schizophrenie (s. S. 56)**

---

*s. a. Symptom:* Depression

# Weitschweifigkeit, umständliches Denken

> **Definition:** Umständlichkeit heißt das pedantische Haften an Details, wobei Wichtiges in der Schilderung von Unwesentlichem untergeht

*finden sich bei:*

- Alkoholismus *(s. S. 108)*
- Medikamentenabhängigkeit *(s. S. 112)*
- *Epilepsie (s. S. 78):* Epileptische Wesensveränderung
- Schizophrenie *(s. S. 56)*
- *Organisches Psychosyndrom (s. S. 100)*

# Denkbeschleunigung, Ideenflucht

> **Definition:** Einfallsreicher Gedankengang, der ständig vom Denkziel abgelenkt wird

*finden sich bei:*

- *Manie (s. S. 62)*
- *Schizophrenie (s. S. 57):* Mischpsychosen
- Weckaminabhängigkeit *(s. S. 112)*
- Atypische exogene Syndrome ohne Bewußtseinsstörung *(s. S. 99)*

# Denkzerfahrenheit, Inkohärenz

> **Definition:** Denken und Sprechen mit teilweisem Verlust des Sinnzusammenhanges; Gedankensprünge, die nicht nachvollziehbar sind.
> *Unterscheide:* Ideenflucht *(s. S. 34)*

*finden sich bei:*

- *Schizophrenie (s. S. 56)*
- *Manie (s. S. 62)*
- Delirium *(s. S. 95)*
  Amentielles Syndrom *(s. S. 95)*

---

*seltener bei:* Paranoid-halluzinatorisches Syndrom *(s. S. 98)*

# „Schizophrene" Denkstörung

**Defintion:** Gedankenleere; Gedankenabreißen; Gedankenentzug; Gedankensperrung; Gedankenbeeinflussung;
Gedankenausbreitung; Gedankendrängen; „zu viele
Gedanken im Bewußtsein"; Paralogik: Vorbeireden,
sinnlose Begründungen und Antworten

*findet sich bei:*

- **Schizophrenie (s. S. 56)** *sehr wichtige Symptome!*
- Paranoide Psychose im Involutionsalter *(s. S. 73)*

# Zwangsvorstellungen

> **Definition:** Zwangsdenken: Vorstellungen drängen sich auf, die
> innerlich abgelehnt werden, sich jedoch nicht willent-
> lich beeinflussen lassen

*finden sich bei:*

– *Zwangsneurosen (s. S. 67)*
– *Endogene Depression (s. S. 62)*
– *Schizophrenie (s. S. 56)*

---

*seltener bei:* Akute exogene Syndrome ohne Bewußtseinsstörung
*(s. S. 99)*

# Phobien, Zwänge

---

**Definition:-** Phobien: Zwangsbefürchtungen
Zwänge: Handlungen gegen inneren Widerstand,
z. B. Kontrollzwang, Waschzwang usw.
Einsicht in die Unbegründetheit *teilweise* vorhanden

---

*finden sich bei:*

- *Angstneurosen, Zwangsneurosen (s. S. 67)*
- *Schizophrenie (s. S. 56)*

---

*seltener bei:* Akute exogene Syndrome ohne Bewußtseinsstörung
*(s. S. 9)*

# Wahnstimmung

---

**Definition:** Stimmung des Unheimlichen, des Verändertseins,
ohne daß die Veränderung beschrieben werden
könnte; alltägliche Dinge erhalten eine besondere Bedeutung, dabei entsteht Angst, selten auch gehobene
Stimmung

---

*findet sich bei:*

— *Schizophrenie* (akut) *(s. S. 56)*
— *Halluzinogene* (LSD, Mescalin usw.) *(s. S. 112)*
— *Dämmerzustand (s. S. 97)*

# Paranoide Symptomatik

> **Defintion:** Abnorme Beziehungen werden gesetzt, Wahrneh-
> mungen erhalten abnorme Bedeutung: Wahnwahr-
> nehmung; Wahneinfälle und Wahngedanken werden
> zu Wahnsystemen ausgebaut. Wahn: Unkorrigierba-
> rer Irrglaube.
> Unterscheide: Illusionäre Verkennung und Halluzina-
> tionen.

*findet sich bei:*

- *Schizophrenie (s. S. 56)*
- Endogene Depression *(s. S. 62)*
- *Involutionsdepression (s. S. 73)*
- Delirium *(s. S. 95)*
- *Rauschmittel- und Medikamentenabhängigkeit:* speziell Weck-
  aminabhängigkeit *(s. S. 112)*
- Weitere Arzneimittel *(s. S. 118)*
- *Alkoholismus:* Alkoholhalluzinose *(s. S. 110)*
  Alkoholparanoia  *(s. S. 110)*
  Alkoholischer Eifersuchtswahn *(s. S. 110)*
  - Klimakterische Depression *(s. S. 72)*
  - Bei allen exogenen paranoid-halluzinatori-
    schen Syndromen *(s. S. 98)*

*seltener bei:* Psychogene Reaktionen und Entwicklungen
Paranoia, Sensitiver Beziehungswahn *(s. S. 66)*
Abnorme Erlebnisreaktion *(s. S. 65)*
Kokainabhängigkeit *(s. S. 113)*
Perniziöse Anämie

Postencephalitischer Parkinsonismus
Encephalomyelitis disseminata
Cushing-Syndrom oder langfristige Corticoidtherapie
Akute episodische Störung bei Epilepsie *(s. S. 77)*
Oligophrenien

# Bedeutungs- und Beziehungswahn

(spezielle Wahnformen)

---

*Definition:* Ereignissen und Personen werden abnorme Bedeutungen — meist in bezug auf den Kranken — beigemessen

---

*finden sich bei:*

- *Schizophrenie (s. S. 56)*
- Paranoia und sensitiver Beziehungswahn *(s. S. 66)*
- Abnorme Erlebnisreaktion *(s. S. 65)*
- Akuter exogener Reaktionstyp *(s. S. 98)*
- *Rauschmittelintoxikation (s. S. 112)*

## Beeinträchtigungs-, Verfolgungs- und Vergiftungswahn
(spezielle Wahnformen)


*finden sich bei:*

- *Schizophrenie (s. S. 56)*
- *Alkoholhalluzinose, Alkoholparanoia (s. S. 110)*
- Akute episodische Störung bei Epilepsie *(s. S. 77)*
- Delirium *(s. S. 95)*
- Paranoia *(s. S. 66)*
- *Paranoid-halluzinatorisches Syndrom (s. S. 98)*
- *Transferierung in fremde Sprach- und Kulturkreise* (Gastarbeiter- und Einwandererparanoia) *(s. S. 70)*

---

*seltener:* Wahnbildung bei Schwerhörigen
Wahnbildung bei Kastrierten (Beeinträchtigungswahn)
Wahnbildung bei Oligophrenen *(s. S. 104)*

43

# Hypochondrischer Wahn
(spezielle Wahnformen)

---

**Definition:** Wahnhafte Überzeugung, schwer krank, einem
Siechtum zum Tode verfallen zu sein.

---

*findet sich bei:*

- Involutionsdepression *(s. S. 73)*
- *Endogene Depression (s. S. 62)*
- *Neurosen (s. S. 67)*
- *Schizophrenie (s. S. 56)* (Bizarre Krankheitsvorstellungen:
  ,,Nervenfieber,
  Hirnschmerzen,
  Herzknötchen")

# Verarmungs-, Versündigungs- und Schuldwahn
(spezielle Wahnformen)

*finden sich bei:*

- *Involutionsdepression (s. S. 73)*
- *Endogene Depression (s. S. 62)*
- Progressive Paralyse („Depressive Paralyse") *(s. S. 106)*

# Eifersuchtswahn
(spezielle Wahnformen)

> **Definition:** Wahnhafte Überzeugung, vom Partner hintergangen
> zu werden

*findet sich bei:*

- *Chronischer Alkoholismus* („Alkoholischer Eifersuchtswahn")
  *(s. S. 110)*
- Abnorme Erlebnisreaktion *(s. S. 65)*
- Schizophrenie *(s. S. 56)*
- *Paranoia* (bes. „Involutionsparanoia") *(s. S. 66)*

# Größenwahn

(spezielle Wahnformen)

---

**Definition:** Wahnhafte Selbstüberschätzung bis zu phantastischer Selbstüberhöhung

---

*findet sich bei:*

- *Manie (s. S. 62)*
  (Vorhandene Fähigkeiten und Möglichkeiten werden extrem überschätzt)
- *Schizophrenie (s. S. 56)* (oft unverständlicher, bizarrer und teilweise systematisierter Größenwahn)
- Progressive Paralyse *(s. S. 106)*
- Paranoia *(s. S. 66)*

# Illusionäre Verkennungen

> **Definition:** Reale Wahrnehmungen werden verkannt und umgedeutet

**finden sich bei:**

- **Schizophrenie (s. S. 56)**
- **Delirium (s. S. 95)**
- **Dämmerzustand (s. S. 97)**
- akute episodische Störung bei Epilepsie *(s. S. 77)*
- Endogene Depression *(s. S. 62)*
- Involutionsdepression *(s. S. 73)*

---

**seltener bei:** Paranoide Entwicklung, Paranoia *(s. S. 66)*
(katathyme Illusionen, Beeinflussung der Wahrnehmung durch affektbesetzte Komplexe)
Paranoid-halluzinatorische Syndrome *(s. S. 98)*

# Optische Halluzinationen

---

**Definition:** Optische Wahrnehmungserlebnisse ohne adäquaten
Sinnesreiz

---

*finden sich bei:*

- Schizophrenie *(s. S. 56)*
- *Delirium (s. S. 95)*
- *Dämmerzustand (s. S. 97)*
- *Drogenabhängigkeit (s. S. 112)*
- Nebenwirkungen von Medikamenten *(s. S. 118)*
- Alkoholhalluzinose *(s. S. 110)* (meist akustische Halluzinationen)
- Paranoid-halluzinatorische Syndrome *(s. S. 98)*

# Gehörhalluzinationen
(meist Stimmen)

---

**Definition:** Akustische Wahrnehmungserlebnisse ohne adäquaten Sinnesreiz

---

*finden sich bei:*

- *Schizophrenie (s. S. 56)* (Stimmen oft körperlos, unbestimmt)
- *Schizophrene Episoden (s. S. 57)*
- *Delirium* (Stimmen oft quälend, drohend)
- Dämmerzustand *(s. S. 97)*
- Exogenes paranoid-halluzinatorisches Syndrom *(s. S. 98)*
  (meist Stimmen bestimmter Personen, von Bekannten, Verwand-
  ten)
- *Endogene Depression (s. S. 62)* (mehr innere Stimmen, die Vor-
  würfe und Vorhaltungen machen)
- *Paranoide Psychose im Involutionsalter (s. S. 73)*

---

*seltener bei:* Alkoholhalluzinose *(s. S. 110)*
Arzneimittelintoxikation *(s. S. 118)*
Kokainpsychose *(s. S. 113)*
Kretinismus
Oligophrenien *(s. S. 104)*

# Geruchs- und Geschmackshalluzinationen
(Osmische und gustatorische Halluzinationen)

---

**Definition:** Geruchs- und Geschmackswahrnehmungserlebnisse ohne adäquaten Sinnesreiz

---

*finden sich bei:*

- *Schizophrenie (s. S. 56)*
- Paranoide Psychose im Involutionsalter *(s. S. 73)*
- Psychomotorische Anfälle *(s. S. 82)*

---

*seltener bei:* Weckaminabhängigkeit *(s. S. 112)*

# Körperhalluzinationen

**Defintion:** Tasthalluzinationen; Störungen des Körpergefühls;
Schmerzhalluzinationen;
Dermatozoenwahn (kleine Tiere, Käfer, Milben
werden auf der Haut halluziniert)

**finden sich bei:**

- Dermatozoenwahn und paranoide Psychose im Involutionsalter
  *(s. S. 73)*
- *Schizophrenie (s. S. 56)* (große Gewißheit und Evidenz der erlebten Halluzinationen; oft sexuelle Beeinflussung; bisweilen groteske Erlebnisse, auch quälende Schmerzen oder Anaesthesie)
- Akuter exogener Reaktionstyp *(s. S. 95)* (taktile Halluzinationen)
- Exogenes paranoid-halluzinatorisches Syndrom *(s. S. 98)*

**seltener bei:** Neurotische Fehlentwicklungen z. B.:
Hysterische Handschuhanaesthesie *(s. S. 66)*
Kokainpsychosen *(s. S. 113)*

# Ich- und Persönlichkeitsstörungen

*Wie:* Autismus; Entfremdungserlebnisse; Derealisations- und Depersonalisationsphänomene;
doppelte Buchführung (selten);
Gefühl des Gemachten und der Fremdbeeinflussung beim Streben, Wollen und Fühlen

*finden sich bei:*

— *Schizophrenie (s. S. 56)*
— *Akuter Halluzinogenrausch (s. S. 112)*

*seltener bei:* Neurosen *(s. S. 67)* (Derealisations- und Depersonalisationsphänomene)

# Wesensveränderung, Persönlichkeitsveränderung

*finden sich bei:*

- *Hirntumoren* (s. Hirnlokales Psychosyndrom)
- *Hirntraumen* (s. Hirnlokales Psychosyndrom) bes. bei Stirnhirntraumen)
- Schizophrenie *(s. S. 58): Schizophrener Defekt*
- Epilepsie *(s. S. 78)* (Verlangsamung; Haften; Zähflüssigkeit; Neigung zu Perseverationen, Affektlabilität, Reizbarkeit)
- Drogenabhängigkeit *(s. S. 112)*
- Arzneimittel
  (Dauermedikation): z. B. Chloroquin
  Isoniazid
  Corticoide
- *Chronischer Alkoholismus (s. S. 109)*
- Senile Demenz *(s. S. 74)*
- *Organische Demenz (s. S. 103)*

---

*seltener bei:* Progressive Paralyse *(s. S. 106)*
M. Wilson
Psychische Störungen der Frau (s. S. 71)
(Geringfügige, reversible Wesensveränderungen während Gravidität, Menstruation usw.)

# Systematischer Teil

# Schizophrenie

(Erkrankungshäufigkeit ca. 1% der Bevölkerung)

*Formen und Verläufe:*

## Schizophrenia simplex ICD 295.0

- *langsames „Versanden", Leistungsabfall*
- soziale Einordnung gestört
- Verhaltensauffälligkeiten (Manierismen)

> *Beachte:* Die Diagnose ist oft nicht eindeutig!

## Hebephrene Form ICD 295.1

- Beginn 15.–25. Lj., schlechte Prognose, schnelle Defektbildung
- *inadäquater, flacher Affekt*
- *Regressives Verhalten, läppisches Verhalten*
- Spezielle Verhaltensauffälligkeiten (Manierismen, Stereotypien)
- Denkzerfahrenheit, Inkohärenz

*selten:* Paranoide Symptomatik
Halluzinationen

## Paranoid-halluzinatorische Form ICD 295.3

- *häufigste Form*
- *meist Gehörhalluzinationen (meist Stimmen)*
- *Wahnstimmung, Paranoide Symptomatik, Wahnbildung* (z. B. Bedeutungs- und Beziehungswahn)
- *Denkstörungen* (z. B. Denkhemmung, Denkzerfahrenheit, Inkohärenz „Schizophrene" Denkstörung)

- Affektstörungen (z. B. **Angst**, Affektstarre, Affektive Einbrüche, Affektambivalenz)
- Verhaltensauffälligkeiten (z. B. Stereotypien)

**Katatone Form** ICD 295.2 (s. auch Katatones Syndrom)

- Bewußtseinstrübung (oft)
- **Stupor oder Erregungszustände** Kurzschlußhandlungen
- **Spezielle Verhaltensauffälligkeiten** (z. B. Negativismus, Befehlsautomatismus, Perseverationen)
- **Sprachauffälligkeiten** (z. B. Mutismus, Logorrhoe, Sprachzerfall)
- Kataleptische Phänomene (wächserne Starre)
- depressive oder hypomanische Begleitsymptome

**Mischpsychosen** ICD 295.7

- Schizophrene Symptomatik
- gleichzeitig: manische oder depressive Symptome

> **Beachte:** Die Diagnose sollte nur gestellt werden, wenn schizophrene und affektive Symptome ausgeprägt vorhanden sind!

**Schizophrene Episoden** ICD 295.4

- **vorwiegend paranoid-halluzinatorische Symptomatik** (z. B. Bedeutungswahn, Gehörshalluzinationen)
- **kurzdauernde (Tage) Episoden**
- gute Prognose

- *Einengung der Interessen* (evtl. Pseudodemenz)
- Verhaltensauffälligkeiten (z. B. Manierismen, autistisches Verhalten)
- *Antriebsstörung bis Apathie*
- Stimmung mürrisch gereizt, dysphorisch
- Wesensänderung
- *Kontaktstörungen*

# Schizophrenie (Übersicht vorkommender Symptom.

## Sprachauffälligkeiten

- Mutismus
- Logorrhoe
- Perseverationen
- Verbigerationen
- Neologismen
- Echolalie
- Sprachzerfall

## Verhalten, Antrieb und Intentionsbildung

- Regressives Verhalten
- *Spezielle Verhaltensauffälligkeiten* wie:
  - Manierismen
  - Stereotypien
  - Automatismen
  - Befehlsautomatismen
  - Negativismus
  - Stupor
  - Antriebsvermehrung
  - Motorische Unruhe
  - Erregungszustände
  - Enthemmung, Triebenthemmung
  - Triebhandlungen, Kurzschlußhandlungen

## Stimmung und Affektivität

- Depression
- *Angst*
- *Innere Unruhe*
- Euphorie

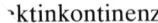ktinkontinenz

*alten*
ktiven Rapportes
amimie

erkfähigkeitsstörung (bei akuter Schizophrenie)

## Denken, Denkstörungen

- Denkverlangsamung, Denkhemmung, Gedankenarmut
- Denkbeschleunigung, Ideenflucht
- *Denkzerfahrenheit, Inkohärenz*
- *„Schizophrene" Denkstörung:*
  - Gedankenleere, Gedankensperrung
  - Gedankenabreißen, Gedankenentzug
  - Gedankenbeeinflussung
  - Gedankenausbreitung
  - Gedankendrängen, zu viele Gedanken im Bewußtsein
  - Paralogik (Vorbeireden)

## Zwänge und Phobien

- Zwangsvorstellungen
- Phobien, Zwänge, Zwangshandlungen

## Wahnsymptomatik

- *Wahnstimmung (akute Schizophrenie)*
- *Paranoide Symptomatik*
- *Spezielle Wahnformen:*

- Bedeutungs- und Beziehungswahn
- Beeinträchtigungs-, Verfolgungs- und Vergiftungsw
- Hypochondrischer Wahn
- Eifersuchtswahn
- Größenwahn

## Wahrnehmungsstörungen, Illusionen und Halluzinationen

- *Illusionäre Verkennungen*
- Optische Halluzinationen
- *Gehörshalluzinationen (häufig und wichtig: Stimmen)*
- Geruchs- und Geschmackshalluzinationen
- Körperhalluzinationen

## Persönlichkeitsstörungen, Ichstörungen

- *Ich- und Persönlichkeitsstörungen:*
  - Autismus
  - Entfremdungserlebnisse (Derealisation, Depersonalisation)
  - das Gemachte und Fremdbeeinflußte beim Fühlen, Wollen
  - Doppelte Buchführung
- Wesensänderung, Persönlichkeitsänderung (s. Schizophrener Defekt)

schwankungen (Dauer: Stunden bis Monate)
nische und depressive Phasen oder
anie bzw. Periodische Depression (Endogene D.)

ICD 296.1

- *Logorrhoe*
- *Antriebssteigerung, Motorische Unruhe* (bis Erregungszustände)
- Enthemmung, Triebenthemmung
- *Euphorisch gehobene (oft auch dysphorische!) Grundstimmung*
- Erhöhtes Selbstgefühl bis Selbstüberschätzung (bis Größenwahn)
- Affektlabilität, Affektinkontinenz
- *Denkbeschleunigung, Ideenflucht* (bis Zerfahrenheit, Inkohärenz)
- *Verringertes Schlafbedürfnis*


**Mischzustände** ICD 296.8

z. B. Agitierte Depression (ängstlich-getrieben)
Ängstliche Manie


**Endogene Depression** ICD 296.2

- *Schwermütig-gedrückte Grundstimmung* (traurig, ängstlich, verzweifelt oder auch „grau-in-grau", dysphorisch)
- *Affektstarre,* Störung des affektiven Kontaktes, Verlust der Fähigkeit, affektiv mitzuschwingen
- Denkhemmung, Denkverlangsamung, Gedankenarmut
- *Einengung der Gedankeninhalte bis Wahnbildung* (Paranoide Symptomatik, Verarmungs-, Versündigungs- und Schuldwahn, Hypochondrischer Wahn)
- Zwangsvorstellungen

- *Antriebsverminderung bis Apathie*
- Stupor
- gelegentlich Perseverationen (ständiges Klagen)
- Illusionäre Verkennungen, Gehörhalluzinationen (meist Stimmen, die Vorwürfe und Vorhaltungen machen)
- *Körperliche Symptome* (Appetitlosigkeit, Obstipation, *Schₗ sigkeit,* evtl. Amenorrhoe, Libidoverlust, diffuse Mißempfindₒ gen)
- *Tagesschwankungen:* morgendliches Tief

---

*Beachte:* Suicidgefahr!

---

**ktionen**

**ktionen** ICD 307

vorübergehende kurzfristige psychische Auffällig-
keiten, die mit situativen Belastungen in Zusammenhang stehen. Rückbildung meist innerhalb 48 Std

*Typen:* **Depressive Erlebnisreaktion** ICD 298.0

- *Angst, Antriebsstörungen bis Apathie* oder Unruhe
- Symptomatik ähnlich der Endogenen Depression *(s. S. 62)*
- *Suizidgefahr*

**Reaktive Erregung** ICD 298.1

- Angst
- Motorische Unruhe, Antriebssteigerung

**Hysterische Reaktion (Reaktiver Verwirrtheitszustand)**
ICD 298.2

- oft Bewußtseinstrübung
- Dämmerzustand
- demonstrative Tendenz

**Primitivreaktionen** ICD 307

- *Bewußtseinstrübung, Traumdenken*
- Stupor oder Bewegungssturm, sinnloses Weglaufen

*— Triebhandlungen, Kurzschlußhandlungen (z. B. Suizid)*
*— Erregungszustände (Zuchthausknall)*

## Paranoide Reaktion ICD 298.3

— Paranoide Symptomatik (Bedeutungs- und Beziehungswahn, Eifersuchtswahn)

# Abnorme Entwicklungen

> **Definition:** Langfristige, im späteren Lebensalter erworbene psychische Fehlhaltungen mit meist dauerhafter Symptomatik: die zugrundeliegenden Konflikte können bewußt sein, jedoch nicht aufgelöst werden.

**Typen: Querulatorische Entwicklung** (Michael Kohlhaas) ICD (hier ungenau) 297.0

**Paranoide Entwicklung** (Paranoia, Sensitiver Beziehungswahn) ICD 297.0
- Paranoide Symptomatik (Bedeutungs- und Beziehungswahn, Beeinträchtigungs-, Verfolgungs- und Vergiftungswahn, Eifersuchtswahn, Größenwahn)
- Illusionäre Verkennungen (katathyme Illusionen)

**Hysterische Entwicklung, Hysterie** ICD 301

- *Kontaktbedürfnis bei Kontaktunfähigkeit, sexuelle Probleme*
- Bewußtseinsstörungen (selten)
- *regressives Verhalten*
- Stupor, psychogene Anfälle, Krämpfe
- *Konversionssymptome mit demonstrativer Tendenz:* Lähmungen, Handschuhanästhesie, Blindheit, Taubheit, Dämmerzustände
- Angst

**Anorexie** ICD 306.5
meist bei Frauen
(s. Psychische Störungen der Frau)

*Definition:* Entstehung meist im frühen Kindesalter. Die zugrundeliegenden Konflikte sind ins Unbewußte verdrängt und rationaler Auflösung nicht zugänglich. Frustrane Lösungsversuche: z. B. regressives Verhalten, Zwänge.

*Typen:* **Depressive Neurose** ICD 300.4

- *Angst*
- selten: Derealisations- und Depersonalisationsphänomene
- Affektstarre
- *Suicidgefahr*
- die Symptomatik kann einer endogenen Depression *(s. S. 62)* sehr ähneln
- *Konversionssymptome,* z. B. Kopfschmerzen

**Angstneurose** ICD 300.0

- Angst bis Panik (anfallsweise oder Dauerzustand)
- Phobien, Zwänge
- hysterische Symptome

**Zwangsneurose** ICD 300.3

- Zwangsvorstellungen, Zwangsdenken, Phobien
- Zwänge (Waschzwang, Wiederholungszwang, Kontrollzwang)

**Hypochondrische Neurose** ICD 300.7

— Angst, Depression
— Krankheitsfurcht bis Hypochondrischer Wahn

**Konversionsneurosen** ICD 305

— *Psychosomatische „funktionelle" Organstörungen*

# Psychische Erkrankungen
# bei ausländischen Arbeitnehmern

Die Zuordnung und Beurteilung der Symptomatik ist wegen der Verständigungsschwierigkeiten und des andersartigen kulturellen Hintergrundes oft erschwert.

> **Wichtig:** Möglichst genaue Anamnese (Dolmetscher!)

— Soziale Situation:
> Kontaktfähigkeit mit Landsleuten?
> mit Deutschen?
> Sprachkenntnisse?
> berufl. Abstieg gegenüber Arbeit in der Heimat?
> Arbeitserlaubnis? Aufenthaltserlaubnis?
> Wohnungssituation?
> Familienstand, wo ist die Familie?
> Freizeitaktivitäten?
> Sexualität und Partnerschaftsbeziehungen?
> Schon im Heimatland nervenklinische Behandlung?
> Unfälle?

— Frühere Erkrankungen:
— Alkoholkonsum
— Krampfanfälle

Wie bei allen Randgruppen ist auch bei ausländischen Arbeitnehmern mit einem vermehrten Auftreten psychischer Erkrankungen zu rechnen. Es können alle Arten Psychiatrischer Syndrome auftreten. Man denke bei ausländischen Patienten besonders an:

## „Heimweh-Syndrom"

— depressiv-ängstliche Stimmung
— verminderte Frustrationstoleranz

- paranoide Tendenzen
- vielfältige körperliche Beschwerden
- herabgesetzte Leistungsfähigkeit

**Akute paranoide Reaktion** („Kontaktmangelparanoid") ICD 298.3

- Auftreten meist kurz nach Ankunft im Gastland
- besonders bei fehlenden Sprachkenntnissen

**Alkoholabusus** ICD 303

*Vorgehen:* Möglichst Kollegen hinzuziehen, der die Sprache des Patienten beherrscht!

An Suicidalität denken.

Besonders intensiv vorgebrachte Beschwerden nicht als „hysterisches Gehabe" abtun.

Im Notfall Behandlung mit Tranquilizern oder (einschleichend) Neuroleptica.

# Psychische Störungen der Frau (Übersicht)

## Menarche

- Anlaß für die Entstehung der Anorexia nervosa
- Anlaß für den ersten schizophrenen Schub
- Anlaß für die erste Phase einer Manisch-depressiven Krankheit

## Menstruation

- *Persönlichkeitsveränderungen geringen Ausmaßes (reversibel)*
- menstruelle und preaemenstruelle Verstimmung (depressiv, dysphorisch)
- Suicidgefahr bei Depressiven

## Schwangerschaft
- geringfügige reversible Wesensänderungen
- Schwangerschaftsdepression
- Schwangerschaftspsychosen (selten)
- Verschlechterung bzw. Exacerbation bestehender endogener Psychosen

**Wochenbett** (Puerperalpsychosen) (bis 42 Tage post partum) ICD 294.4

- Puerperal-Depression (Reaktive Depression s. Psychogene Reaktionen)
- Manifestation einer Schizophrenie
- Manifestation einer Manisch-depressiven Krankheit
- Delirant-amentielle Syndrome bei Puerperalfieber

## – Klimakterium

– Klimakterische Depression (Bild wie endogene Depression, hysterische oder paranoide Färbung) ICD 296.0
– Paranoide Symptomatik
– Dysphorie

**Anorexie** (psychogene Magersucht) ICD 306.5

Meist Mädchen und Frauen zwischen 15. u. 30. Lebensjahr (selten Männer)

*Symptomatik:*
– Kachexie verschiedenen Ausmaßes (bis lebensbedrohlich)
– Appetitlosigkeit
– Obstipation
– Amenorrhoe und Dysmenorrhoe
– häufiges Erbrechen (spontan und/oder forciert)
– oft intermittierend quälende Eßimpulse und unmäßiges Essen mit anschließendem Erbrechen

---

*Unterscheide:* Kachexie bei Tumoren
Tuberkulose

---

*Hintergrund:*
– Abwehr der weiblichen Geschlechtsrolle
– Abwehr possessiv-aggressiver oraler Bedürfnisse
*Therapie:* Nach Wiederherstellung eines ausreichenden körperlichen Zustandes: Psychotherapie

# Psychosen im Rückbildungsalter

## Altersbedingte Versagenszustände und Wesensänderung:

Neigung zu hypochondrischem, ängstlichem, depressivem, sensitivem oder dysphorischem Verhalten. Charakterkarikierung oder bessere Sozialisationsfähigkeit abnormer Persönlichkeiten.

## Involutionsdepression ICD 296.0

- Auftreten nach dem 45. Lebensjahr
- Angst, Depression mit gleichzeitiger Antriebssteigerung
- *Verarmungs-, Versündigungs- und Schuldwahn, Hypochondrischer Wahn*
- Illusionäre Verkennungen
- starke *Suicidtendenz*

## Dermatozoenwahn (chronische taktile Halluzinose)

- kleine Tiere (Käfer, Milben) werden auf der Haut halluziniert
- *Ursachen oft körperliche Krankheit* (kardiale Insuffizienz, Arteriosklerose)

## Paranoide Psychose im Involutionsalter ICD 297.1

- *Auftreten nach dem 45. Lebensjahr*
- *Persönlichkeit gut erhalten*
- auffällige Halluzinationen in verschiedenen Sinnesgebieten (akustisch, taktil, osmisch)
- geringgradige „schizophrene" Denkstörung
- Logorrhoe

**Arteriosclerosis cerebri** ICD 293.0

- *u. U. schwer zu trennen von seniler Demenz*
- *Orientierungsstörungen, zeitweilige Desorientiertheit*
- Antriebsstörung bis Apathie oder motorische Unruhe
- Depression, Affektlabilität und Affektinkontinenz
- *Merkfähigkeitsstörungen*
- *Schlafumkehr (nächtliche Unruhe oder delirante Zustände, tagsüber Schläfrigkeit)*
- *Wechselhaftigkeit der Symptomatik*


**Dementia senilis** ICD 290.0

- Demenz nach dem 65. Lebensjahr auf Grund senil-atrophischer Veränderungen des Gehirns
- *zu Beginn der Erkrankung Wesensänderung: Reizbarkeit, Dysphorie, Karikierung von Charakterzügen, Triebenthemmung*
- *Orientierungsstörungen, Desorientiertheit*
- Motorische Unruhe
- *Stereotypien (typisch: stetiges, sinnloses Nesteln am Bettuch)*
- *Merkfähigkeitsstörungen und Konfabulationen („Alters-Korsakow")*
- Affektlabilität, Affektinkontinenz
- im Endstadium Sprachzerfall und völlige Verblödung


**Praesenile Psychosen** (selten!)

Beginn im 4. und 5. Lebensjahrzehnt


**Alzheimersche Krankheit** (pathologisch-anatomische Diagnose!) ICD 290.1

- allgemeine cerebrale Degeneration
- Logoklonien
- motorische Unruhe, Beschäftigungsunruhe
- *Organisches Psychosyndrom (Merkfähigkeitsstörung, Orientie-*

*rungsstörung, Gedankenarmut, Perseverationen, Affektlabilität, Affektinkontinenz)*
- rasche Verblödung!

## Picksche Krankheit ICD 290.1

- Degeneration des Scheitel-, Stirn- oder Schläfenhirns
- *Hirnlokales Psychosyndrom (Antriebsstörung, Affektivitätsstörungen, Affektive Einbrüche, Triebhandlungen)*
- bei Temporalatrophie: sensorische Aphasie, Sprachstörungen

# Epilepsie

# Psychische Störungen bei Epilepsie

## Akute episodische Störungen bei Epilepsie

ICD (hier ungenau) 309.4

### *Typen:*
### Verstimmungen

- Dysphorie
- Depression

### Dämmerzustände (diagnostische Zuordnung schwierig)

Symptomatik s. akuter exogener Reaktionstyp (Dämmerzustände)
- postparoxysmal nach Psychomotorischen und Großen Anfällen

*selten:* - Petit-mal-Status
           EEG: Kontinuierliche Spike-and-wave-Muster

## Paranoid-halluzinatorische Psychosen

„Alternativpsychosen", ICD 293.2

> *Beachte:* Verwechslung mit Schizophrenie leicht möglich

- Spontan oder durch medikamentöse Anfallsunterdrückung und EEG-Normalisierung (forcierte Normalisierung)
- Illusionäre Verkennungen und Halluzinationen
- Paranoide Symptomatik (Beeinträchtigungs-, Verfolgungs- und Vergiftungs-Wahn)

## – Epileptische Wesensänderung

ICD (hier ungenau) 309.4
- Weitschweifigkeit, umständliches Denken
- Denkverlangsamung, Denkhemmung, Gedankenarmut
- Wesensänderung (Haften, Zähflüssigkeit, Neigung zu Perseverationen, „Klebrigkeit")
- Affektlabilität, Affektinkontinenz, Reizbarkeit

# Anfallsformen

- Großer epileptischer Anfall, Grand mal
- Altersgebundene kleine Anfälle
- Fokale Anfälle
- Psychomotorische Anfälle
- Status epilepticus

*Davon sind:*

## 1. Kryptogenetische (genuine) Epilepsien
- *Aufwach-Grand-mal*
- *Pyknolepsie (Absencen)*
- *Impulsiv-Petit-mal*

Beginn in der Kindheit und Jugend
Häufigkeit: 0,4 bis 0,5% der Bevölkerung
EEG: − Generalisierte 3/sec-spikes and waves
      − bei Impulsiv-Petit-mal: Polyspike-waves

## 2. Symptomatische Epilepsien
- *BNS-Krämpfe* (Blitz-, Nick- und Salaam-Anfälle)
  (Propulsiv-Petit-mal)
  EEG: Hypsarrhythmie
- *Myoklonisch-astatisches Petit mal*
  EEG: Spike-wave-Variant-Muster
       Sharp-slow-wave-Muster
       irreguläre Spike-wave-Komplexe
- *Schlaf- und Diffus-Grand-mal*
  EEG: Fokale und diffuse Spikes
- *Fokale Jackson-Anfälle*
- *Psychomotorische Anfälle*

---

*Merke:* Bei Verdacht auf symptomatische Epilepsie cerebrale
Röntgenkontrastmittel-Diagnostik

---

## Mögliche Ursachen für symptomatische epileptische Anfälle

- *Hirntumoren*
- cerebrale *Gefäßmißbildungen* (Angiome)
- Hirntraumen (u. a. Contusio cerebri)
  (traumatische Frühepilepsie;
  nach durchschnittlich ¹/₂ bis 2 Jahren Latenz: Narbenepilepsie)
- *Frühkindliche Hirnschäden*
- Fieberkrämpfe bei Kleinkindern
- nach (kindlicher) *Encephalitis und Meningitis*
- Hirnarteriosklerose, Hirnblutungen, Hirnerweichungen
- Delirium tremens (auch bei Alkoholentzug) und im Prädelirium
- Antabus und Alkohol
- Schlaf- und Schmerzmittelabhängigkeit (Entzugskrämpfe, auch nach Distraneurin-Entzug)
- Psychopharmaka
  - Antidepressiva
  - Neuroleptica
  - *andere* *Arzneimittel* (s. Nebenwirkungen von Medikamenten)

---

*seltener bei:* Hypoglykämie
Adam-Stokes-Anfälle u. a. kardial bedingte
akute cerebrale Minderdurchblutungen
Tetanie (meist tetanische Anfälle ohne Bewußtseinsverlust, aber auch epileptische Anfälle)
Hirnlues (Lues III)
Progressive Paralyse
Picksche, Alzheimersche Krankheit
Porphyrie
Blei-Vergiftung (chronisch)

---

*Beachte:* Differentialdiagnose kurzdauernder Bewußtseinsverlust *(s. S. 85)*

# Spezielle Anfallsformen

## Großer epileptischer Anfall, Grand mal

*Ablauf:*

- Prodromi (Verstimmung, Müdigkeit)
- Aura (motorisch, sensorisch, vegetativ)
- Initialschrei (Stimmritzenkrampf)
- *Bewußtlosigkeit*
- *Streckkrämpfe, tonische Krampfphase* (Haut blaß, evtl. seitliche Blick- und Kopfbewegungen)
- *Klonische rhythmische Zuckungen*, Schaum vor dem Mund, Zungenbiß, Urinabgang, Haut blau-rot, Pupillen weit, reaktionslos
- Terminalschlaf, evtl. Dämmerzustand
- Amnesie für den Anfall (Aura evtl. erinnert)

## Andere generalisierte Anfallsformen, altersgebundenes Petit mal

Bewußtseinstrübung ohne kürzere Bewußtlosigkeit, leichtere motorische Abläufe, vegetative Symptome

3.–18. Lebensmonat, selten bis 5 Lj.: *BNS-Krämpfe,* Propulsiv-Petit-mal

2.–3. Lj., selten bei Erwachsenen: *Myoklonisch-astatische Anfälle* (Tonusverlust, Bewußtseinstrübung ohne -verlust)

4.–12. Lj. bis maximal 40. Lj.: *Pyknolepsie* (häufige Absencen mit geringen motorischen Abläufen: Blinzeln, Nystagmus, Kopfbewegungen)

14.–18. Lj. bis ca. 60 Lj.: *Impulsiv-Petit-mal* (stoßartige grobe Muskelzuckungen, selten Bewußtseinstrübung)

(Anhang: Asymmetrische Myoklonien tw. ohne Bewegungseffekt und *ohne* Bewußtseinstrübung DD: Tics [psychogen])

# Die fokalen Anfälle

- Fokaler Jackson-Anfall (Gyrus prae- bzw. postcentralis) *motorische oder sensible Reizerscheinungen, Ausbreitung über den Körper, evtl. Einmünden in großen Anfall, paroxysmal oft Mono- und Hemiparesen*
- Epilepsia partialis continua Kojewnikow: Muskelzuckungen über Tage
- Corticale Adversiv-Anfälle (Frontal und vom übrigen Cortex ausgelöst), ruckartige Blickwendung und Kopfdrehung zur Herdgegenseite, selten: zur Herdseite

## Psychomotorische Anfälle

(Temporallappenepilepsie, Dämmerattacken)
*Ablauf:*
- *Aura (Dreamy state)*
  Illusionen, Halluzinationen
  Déjà-vu-Erlebnisse
  evtl. mit Glücksgefühl
- *Anfall* mit kurzer Bewußtseinsstörung,
  mit tonischen Bewegungsabläufen und motorischen Automatismen, sinnloses Sprechen, Schmatzen, Kauen, Wisch-, Nestel- und Strampelbewegungen, Dauer: Sekunden bis Minuten
- *postparoxysmaler Dämmerzustand*
  Dauer: bis zu einigen Tagen

## Status epilepticus

(Anfallsserie *ohne* zwischenzeitliches Erwachen, lebensbedrohlich, da es zu Hirnmangeldurchblutung, Hirnödem und zentralen Regulationsstörungen kommen kann. Petit-mal-Status, Jackson-Status, Psychomotorischer Status — selten — sind weniger lebensbedrohlich)

# Nicht-epileptische Anfälle

## Narkoleptische Anfälle

(keine Steigerung der elektrischen Hirnaktivität, paroxysmale Störungen des Schlaf-Wach-Rhythmus)
Schlafanfall, evtl. hypnagoge Halluzinationen
Affektiver Tonusverlust, Lachschlag (Kataplexie)
*selten:* Wachanfall (meist nachts oder morgens) mit Tonusverlust

## Kreislaufabhängige Anfälle

(s. kurzdauernder Bewußtseinsverlust)
gelegentlich mit Entwicklung epileptischer Anfälle

## Tetanische Anfälle

(Hyperventilation, Hypocalcämie, Hypomagnesiämie, Mißempfindungen, schmerzhafte tonische Muskelkrämpfe, Geburtshelferstellung, Pfötchenstellung, Karpopedalspasmus, gefährlich: Krämpfe der Kehlkopf-, Schlund- und Atemmuskulatur. Dauer bis zu einigen Tagen)

## Extrapyramidale Paroxysmen

(im Rahmen extrapyramidaler Syndrome, Blickkrämpfe, Schauanfälle − Minuten bis Stunden −, Konvergenzkrämpfe, Blinzelkrämpfe − schneller Lidschlag −, Zungenbewegungen − Züngelkrämpfe −, Übergänge zur Torsionsdystonie, Bewußtsein stets erhalten, *bei Neuroleptica-Therapie* auch bei geringer Dosierung)

## Anfälle bei Konversionsneurosen (hysterische Anfälle)

(sehr verschiedenartige Bilder, „typischer" arc de cercle nicht zu verkennen, Verletzungen selten, Urinabgang selten, Anfälle lassen sich *beeinflussen!*, meist vor Publikum, DD zu Psychomotorischen, Jackson-, und Corticalen Adversiv-Anfällen jedoch manchmal außerordentlich schwierig, da diese Anfälle nicht unbedingt mit Bewußtseinsverlust einhergehen. Häufungen Hysterischer Anfälle werden bisweilen als Status verkannt!)
Außerdem:
Nicht-epileptiforme Krämpfe: Tremor, Zucken, Schluck-, Wein-, Schreikrämpfe.

> *Nicht selten kommen epileptische und hysterische Anfälle bei derselben Person vor!*

## Differentialdiagnose: kurzdauernder Bewußtseinsverlust (Synkopen)

Dauer: Sekunden bis Minuten

*Ursachen:*
- Hirntraumen (Commotio)
- *Kardial*
    - Rhythmusstörungen (paroxysmale Tachykardie, paroxysmales Vorhofflimmern, Extrasystoles en salves)
    - Adam-Stokes-Anfall (paroxysmaler AV-Block)
    - Herzinsuffizienz
    - Herzfehler (Aortenstenose, Mitralstenose, Fallot's Tetralogie, Rechts-Links-Shunt, Künstliche Herzklappen)
    - Herzinfarkt
- Karotissinus-Syndrom (mit Ventrikelstillstand oder Bradykardie und Blutdruckabfall)
- Subclavian-Steal-Syndrom
- *Vertebralarterienverengung* (Drehbewegungen des Kopfes oder Bewegung des Kopfes nach hinten führen zum Bewußtseinsverlust)
- Posttraumatischer Kollaps
- Vasovagaler Reflex (Vasopressorreflex, bei Kälte, Schmerzen, Verbrennungen usw.)
- *Orthostatischer Kollaps* (bei Hypotonie, bei Hypophyseninsuffizienz)
- Innere Blutung
- Respiratorische Insuffizienz
- Husten- oder Lachschlag (vasovagal)

## Übersicht zur Differentialdiagnose

| *Epileptischer Anfall* | *Synkope* |
|---|---|
| — Aura (charakteristisch) | — Prodromi diffus (Verschwommensehen, Unsicherheitsgefühl) |
| | — Körperhaltung beeinflußt den Anfang (im Liegen Zustandsbesserung) |
| — Zungenbiß, Harnabgang | — selten Harnabgang |
| — Cyanose, Haut meist gerötet | — Haut meist blaß |
| — Erholungsphase lang | — Erholungsphase kurz |

# Komatöse Zustände Tabellarische Übersicht

**Nach traumatischer Hirnschädigung** Subdurales oder epidurales Hämatom

- Freies Intervall (bis Monate beim chronischen subduralen Hämatom)
- Benommenheit bis Koma
- Gleichseitige Mydriasis mit abgeschwächter oder fehlender Lichtreaktion
- Paresen meist kontralateral
- Liquor: evtl. xanthochrom oder blutig

*selten:* − (Jackson-) Anfälle

*Echoencephalogramm, Arteriogramm!*

Differentialdiagnose: Hirnkontusion mit oder ohne intracerebrale Blutung. Nach längerem Intervall bei multiplen Traumen treten auch cerebrale Fettembolien auf: Petechien an Stamm, Konjunktiven, Retina.


## Cerebrovasculäre Insulte

Akuter Bewußtseinsverlust bei Insulten im Basilaris-Stromgebiet. Bei ausgedehnten Insulten im Carotis-interna-Stromgebiet Bewußtseinstrübung erst im weiteren Verlauf durch Ödem und Massenverschiebung.

- *Encephalomalacie*
  *durch:* Stenosen und Verschlüsse der extra- und/oder intrakraniellen Arterien
  *selten:* Embolien (Endocarditis lenta, Mitralstenose u. a.)
- *Encephalorrhagie*
  - Hypertoniker, Aneurysmen, Angiome
  - Schlagartiger Beginn
  - Schnelle Bewußtseinstrübung bis tiefes Koma mit Streckkrämpfen
  - Bei Einbruch in den Liquorraum blutiger Liquor

## Koma bei Meningoencephalitis

- Fieber
- Nackensteifigkeit
- Liquor: Pleocytose

## Hirntumor

- langsame Entwicklung
- Hirndruckzeichen, Kopfschmerz und Erbrechen in der Vorgeschichte, 75–90% Stauungspapille
- neurologische Ausfälle

## Hirnabsceß

- otogen, rhinogen oder metastatisch
- Symptomatik ähnlich Hirntumor
- oft Fieber, Leukozytose

## Hirnsinusthrombose

- nach schweren Allgemeinkrankheiten
- heftige Kopfschmerzen
- Benommenheit bis Koma
- Schüttelfrost (bei septischer Thrombose)
*selten:* – Lidödem
- Exophthalmus

## Vergiftungen

## Alkoholintoxikation

- Foetor alcoholicus
- Unruhe bis Delirium

- Erbrechen
- Gesicht aufgedunsen
- Puls schnell, Atmung langsam
- Pupillen weit

## Schlafmittelvergiftung

- Hypo- bis Areflexie
- Pupillen weit
- Bewegungslosigkeit
- Atmung und Puls langsam
- chemischer Nachweis in Magensaft, Mageninhalt, Urin
- auch bei Nullinien-EEG Prognose nicht unbedingt infaust

## Strychninvergiftung

- tetaniforme Krämpfe
- Muskeldauertonus

## Belladonnavergiftung

- Mydriasis
- Tachykardie

## Morphinvergiftung

- Puls und Atmung langsam
- Cyanose
- Miosis
- RR niedrig
- *Einstichstellen*
- chemischer Nachweis im Urin
- Bei Entzug statt Vagotonus Sympathicotonus:
  weite Pupillen usw.

## CO-Vergiftung

- Fremdanamnese
- rosige bis cyanotische Haut
- Puls und Atmung schnell
- Pupillen weit
- Muskelkrämpfe
- chemisch oder spektroskopisch CO-Nachweis im Blut
- Spätkomplikationen!

## Cyankalivergiftung

- Bittermandelgeruch

## Organische Lösungsmittel

- bei Benzin, Benzol und Homologen: Benzingeruch
- bei Chlorkohlenwasserstoffen: Geruch nach Chloroform; Fujiwara-Reaktion im Urin +
- Schnüffler (z. B. Pattex-Verdünner)

## Schwefelwasserstoff (Kanalarbeiter)

- zuerst Lungenreizung
- evtl. Lungenödem

*Eine Reihe von Medikamenten führt bei Überdosierung zu komatösen Zuständen.*
*Bei Verdacht auf Vergiftung die nächste Vergiftungsinformationszentrale verständigen.*

# Stoffwechselstörungen

## Hypoglykämie

- Anamnese
- insulinbehandelter Diabetes
- orale Antidiabetica
- Insulinom

*Symptomatik:*

- Schwitzen; kalte, feuchte Haut
- Blässe
- Schwäche
- Ataxie
- Unruhe
- Konvulsionen
- Babinski +
- Tachykardie, RR leicht erhöht
- Blutzuckerwerte niedrig
- Urin: Zucker und Aceton ∅

## Diabetisches Koma

- Anamnese, oft rezenter Infekt
- langsamer Beginn
- Trockene Haut
- weiche Bulbi, Mydriasis
- Tachykardie, RR niedrig
- Kussmaulsche Atmung, Acetongeruch der Atemluft
- Blutzucker hoch
- Urin: Zucker +
        Aceton (nicht obligat) +

# Hyperosmolares nichtacidotisches Koma

- Diuretica-Behandlung
- Polyurie
- Dehydratation
- Hyperglykämie (BZ 500–2000)

# Urämie

- Nierenkrankheit oder Hypertonus in der Anamnese
- RR normal oder erhöht
- Foetor uraemicus
- Retinopathia angiospastica
- evtl. Harnsäurekristalle auf der Haut
- Muskelfibrillieren
- Kussmaulsche oder Cheyne-Stokesche Atmung
- perikardiales Reiben
- hämorrhagische Diathese
- Kreatinin und Rest-N erhöht

## Coma hepaticum (Leberausfall bei Cirrhose, Leberzerfallskoma)

- Ikterus
- hepatischer Foetor
- Blutungstendenz
- Prothrombin stark vermindert
- Leukocytose
- Urin: bilirubinhaltig

## Nebennierenrindenkoma

- Dehydratation, Hämokonzentration
- Pigmentflecken im Mund, braune Hautfärbung bei M. Addison
- Hyperaldosteronismus (Na/K Quotient um 20 statt 30)

# Hyperthyreose

- Tachykardie
- Fieber (39°–42° C)
- Durchfälle
- Serum-Jod erhöht

# Myxödem-Koma

- Hypotonie
- Körpertemperatur niedrig
- Atemtiefe und Atemfrequenz herabgesetzt
- Bradykardie
- typisches Aussehen: Myxödem, Blässe, schilfrige Haut

# Hypophysäres Koma

- ähnlich Myxödem-Koma
- wächserne Blässe
- Hypoglykämie

# Schwere Psychosen (perniziöse Katatonie)

## Akuter exogener Reaktionstyp

1. Amentielles Syndrom, Verwirrtheitszustand
2. Delirium
3. Dämmerzustand
4. Paranoid-halluzinatorisches Syndrom
5. Atypische exogene Syndrome ohne Bewußtseinsstörung und ohne Amnesie
6. Katatones Syndrom

# Akuter exogener Reaktionstyp

## 1. Amentielles Syndrom, Verwirrtheitzustand

*Symptomatik:*

- geringe oder fehlende Bewußtseinstrübung
- Orientierungsstörung
- Antriebsstörung bis Apathie
- Angst
- Erregungszustand
- Motorische Unruhe
- Denkbeschleunigung, Ideenflucht
- *Denkzerfahrenheit, Inkohärenz, Ratlosigkeit*

*Mögliche Ursachen:*

- Cerebrale Durchblutungsstörungen
- Encephalitis, Meningitis
- Infektionskrankheiten, besonders Puerperalfieber
- Carcinomkachexie
- Vorphase einer Schizophrenie (als DD!)
- Hirntraumata

## 2. Delirium  infektionsbedingt    ICD 294.2
toxisch    ICD 294.3
Alkoholdelir    ICD 291.0 (Delirium tremens)

*Symptomatik:*

- *Bewußtseinstrübung*
- *Desorientiertheit*
- *Vegetative Symptomatik (Tremor, Schwitzen)*
- Antriebsminderung, motorische Uhruhe bis Erregungszustände
- Depression, Angst oder Euphorie bzw. Dysphorie

- Innere Unruhe
- Denkzerfahrenheit, Inkohärenz
- *Suggestibilität*
- Paranoide Symptomatik (Bedeutungs- und Beziehungswahn, Beeinträchtigungs-, Verfolgungs- und Vergiftungswahn)
- *Illusionäre Verkennungen*
- Szenenhafte optische Halluzinationen
- Gehörshalluzinationen (Stimmen, oft quälend, drohend)
- *hinterher Amnesie!*

*Mögliche Ursachen:*

- Arteriosclerosis cerebri (zunächst nachts)
- Alkoholismus (auch bei Entzug): Delirium tremens
- Schlaf- und Schmerzmittelabhängigkeit (auch bei Entzug)
- Arzneimitteltoxisch (z. B. Neuroleptica und Antidepressiva)
- Weckamin
- weitere *Medikamente (s. S. 116)*
- Encephalitis, Meningitis
- Fieberdelire (Pneumonie, Typhus, Flecktyphus)
- Encephalomyelitis disseminata
- Herzinsuffizienz
- Urämie

---

*seltener bei:* Endangiitis obliterans cerebri (jüngere Patienten)
CO-Vergiftung
Schwefelkohlenstoff- und Trichloräthylenvergiftung
Kokainabhängigkeit
Progressive Paralyse
Chorea minor
Eklampsie
Tetanie
Perniziöse Anämie
Porphyrie
Pellagra ($B_2$-Mangel)
Hyperthyreose
Hypophyseninsuffizienz

**3. Dämmerzustand** kreislaufbedingt     ICD 309.3
                    epileptischer D.      ICD 309.4
                    toxisch, infektiös    ICD 309.1

*Symptomatik:*

- *Bewußtseinstrübung, Bewußtseinseinengung*
- Orientierungsstörungen (manchmal jedoch Orientierung erhalten)
- Stupor
- Motorische Unruhe bis Erregungszustände
- Enthemmung, Triebenthemmung
- Triebhandlungen, Kurzschlußhandlungen
- Angst
- Denkzerfahrenheit, Inkohärenz
- Illusionäre Verkennungen, optische Halluzinationen, Gehörshalluzinationen, Körperhalluzinationen
- *komplizierte Handlungen möglich*
- *hinterher Amnesie!*

*Mögliche Ursachen:*

- Arteriosclerosis cerebri
- Epilepsie (epileptischer Dämmerzustand, Unruhe, Primitivhandlungen)
- Schlaf- und Schmerzmittelabhängigkeit
- pathologischer Alkoholrausch

---

*seltener bei:* CO-Vergiftung
               Kokainabhängigkeit
               Urämie
               Eklampsie
               Typhus, Flecktyphus

---

*Unterscheide:* Hysterischer Dämmerzustand *(s. S. 66)*

## 4. Paranoid-halluzinatorisches Syndrom ICD 293
(Exogene, schizophrenie-ähnliche Psychose)

*Symptomatik:*

- Denkzerfahrenheit, Inkohärenz
- *Paranoide Symptomatik (z. B. Verfolgungsideen)*
- Illusionäre Verkennungen
- Optische Halluzinationen
- *Gehörshalluzinationen (meist Stimmen bestimmter Personen, von Bekannten und Verwandten)*
- Körperhalluzinationen
- Angst
- *Motorische Unruhe*

*Mögliche Ursachen:*

- Hirntumoren
- Arteriosclerosis cerebri
- Arteriosklerotischer und Postencephalitischer Parkinsonismus (besonders bei Gabe von Antiparkinsonmitteln)
- Weckaminabhängigkeit (klingt nach Absetzen ab)
- Asthmamittel-Mißbrauch (z. B. Jodkali-Atropin)
- weitere *Medikamente (s. S. 118)*
- Herzinsuffizienz
- Cushing-Syndrom oder langfristige Corticoid-Therapie
- Akute episodische Störung bei Epilepsie *(s. S. 77)*

---

*seltener bei:* Infektiöse Erkrankungen
Progressive Paralyse
Perniziöse Anämie
Hyperthyreose
Hypophyseninsuffizienz
Carotis-interna-Verschluß

# 5. Atypische exogene Syndrome ohne Bewußtseinsstörung und ohne Amnesie

> *Wie:* 1. Maniformes Syndrom
> 2. Depressives Syndrom
> 3. Euphorisch expansives Syndrom

*Symptomatik:*

- Depression
- Angst
- Innere Unruhe
- Dysphorie, Euphorie
- Denkbeschleunigung, Ideenflucht
- Zwangsvorstellungen
- Phobien, Zwänge


# 6. Katatones Syndrom

*Symptomatik:*

- *Bewußtseinstrübung*
- Sprachauffälligkeiten (Mutismus und Logorrhoe, Verbigerationen, Echolalie, Neologismenbildung, Sprachzerfall)
- Spezielle Verhaltensauffälligkeiten (Automatismen, Befehlsautomatismen, Negativismus, Stereotypien, Perseverationen)
- Kataleptische Phänomene (wächserne Starre)
- *Stupor oder Erregungszustände* (evtl. im Wechsel)
- Zerfall des Erlebens und Handelns, dissoziierter Antrieb

*Mögliche Ursachen:*

- Hirntumor
- Encephalitis, Meningitis
- Urämie
- Eklampsie
- Progressive Paralyse

---

*Merke:* Keine Bewußtseinsstörung
Chronische Schäden

---

*Symptomatik:*

- *Orientierungsstörungen (zeitlich, örtlich)*
- *Merkfähigkeitsstörungen, Tendenz zu Konfabulationen*
- Auffassungs-, Konzentrations-, Kritikschwäche
- Gedankenarmut
- Perseverationen
- *Affektlabilität, Affektinkontinenz*

*Mögliche Ursachen:*

- *Hirntumoren*
- Hirntraumen
- Apoplektischer Insult, postapoplektische Demenz
- Dementia senilis
- Chronischer Alkoholismus
- Medikamente *(s. S. 116)*
- Progressive Paralyse
- Encephalomyelitis disseminata

---

*seltener bei:* Endangiitis obliterans cerebri (jüngere Patienten)
Chronische CO-Vergiftung
$CS_2$- und Trichloräthylenvergiftung
Blei- und Thalliumvergiftung
Chorea Huntington
Epilepsie

# Korsakow-Syndrom ICD 294.9; alkoholisch: ICD 291.1

*Symptomatik:*

- *Desorientiertheit*
- Antriebsstörung bis Apathie
- *hochgradige Merkfähigkeitsstörung, Neigung zu Konfabulationen*
- Stimmung stumpf-euphorisch

*Mögliche Ursachen:*

- Chronischer Alkoholismus
- Alterskorsakow bei Dementia senilis *(s. S. 74)*
- Carcinomkachexie

---

*seltener bei:* Kokainabhängigkeit
Medikamente: Chlordiazepoxyd
Bleivergiftung
Chronische Quecksilbervergiftung

# **Hirnlokales Psychosyndrom** (lokale Hirnschädigung) ICD 309

**Typen:** Stirnhirnschädigung
- Interesselosigkeit
- Antriebslosigkeit
- Wesensveränderung

Orbitalhirnschädigung
- Witzelsucht, Distanzverlust
- Triebenthemmung

Stammhirnschädigung
- Antriebsstörungen bis Apathie
- Affektive Einbrüche
- Triebhandlungen, Kurzschlußhandlungen

(Diese lokalisatorischen Zuordnungen sind nicht unbestritten)

**Mögliche Ursachen:**

- ***Hirntumoren***
- ***Hirntraumen***
- Postencephalitischer Parkinsonismus
- Encephalitis
- Präsenile Psychosen *(s. S. 75):* Picksche Erkrankung

---

**seltener bei:** Chronische CO-Vergiftung
Thallium-, Blei-, Quecksilbervergiftung

## **Endokrines Psychosyndrom**

gleicht in der Symptomatik dem hirnlokalen Psychosyndrom

---

**Definition:** *Erworbener Intelligenzmangel*

---

**Symptomatik:**

- *Wesensveränderung*
- Affektlabilität
- Affektinkontinenz
- *Intelligenzmangel*
- Werkzeugstörungen (Aphasie, Apraxie, Agnosien)

**Mögliche Ursachen:**

- Hirntumoren
- Arteriosclerosis cerebri
- Dementia senilis
- Endzustand eines organischen Psychosyndroms *(s. S. 100)*
- Progressive Paralyse
- Dauerschäden bei Epilepsie
- Chronische Schizophrenie (Pseudodemenz, keine organische Verblödung)
- Encephalomyelitis disseminata
- Normotensiver Hydrocephalus (Ataxie, evtl. Pyramidenzeichen, Harninkontinenz; Therapie: Liquordrainageoperation!)

---

**seltener bei:** Alzheimersche Krankheit und Picksche Krankheit
Chronische CO-Vergiftung
Pellagra
M. Wilson
Chorea Huntington (vorher organisches Psychosyndrom)

# Oligophrenien (Schwachsinn)

Alle IQ-Angaben beziehen sich auf den HAWIE
(Hamburg-Wechsler Intelligenztest für Erwachsene)

- **Minderbegabung, Grenzfälle** ICD 310

    IQ 80–90, Grundschule, Sonderschule

- **Leichte Debilität** ICD 311

    IQ 75–79, meist Sonderschule

- **Debilität, deutlicher Schwachsinn** ICD 312

    IQ 60–74, Sonderschule

- **Imbezillität** ICD 313

    IQ 40–59, Lesen und Schreiben nur sehr fehlerhaft

- **Idiotie** ICD 314

    IQ unter 40, völlig unselbständig, teilweise sprechunfähig

*Symptomatik:*

- Temperament unruhig (erethisch) bis stumpf (torpid)
- *Verstimmungszustände, Depressionen, Erregungszustände*
- Wahnbildung und Halluzinationen
- *Paranoide Symptomatik*

*Mögliche Ursachen:*

- Vererbt (meist die leichteren Formen)
- Frühkindlicher Hirnschaden (z. B. Kernikterus)
- Chromosomenaberration (Mongolismus u. a.)
- Stoffwechseldefekte (z. B. Phenylketonurie)

- Infektionskrankheiten der Mutter (z. B. Röteln, Syphilis, Toxoplasmose) bzw. postnatale: z. B. Encephalitis
- Intoxikationen: Blei, Kernikterus
- Kongenitale Defekte des ZNS
- Hospitalismus ICD 315.8

# Progressive Paralyse ICD 292.0

- 4% der Luetiker erkranken an Progressiver Paralyse
- durchschnittlich 15 Jahre nach der Infektion
- oft „neurasthenisches" Vorstadium

## Symptomatik, Übersicht:

- Sprachstörungen (s. neurologische Symptome)
- Regressives Verhalten
- Antriebsstörung bis Apathie
- Antriebssteigerung
- Erregungszustände
- Depression
- Euphorie
- Affektstarre
- Merkfähigkeitsstörung
- Verarmungs-, Versündigungs-, Schuldwahn
- Größenwahn
- Wesensänderung
- Bewußtseinstrübung

## Neurologische Symptome:

- leeres, schlaffes Gesicht
- *Silbenstolpern und -schmieren*
- *Gangataxie*
- fehlende PSR (Tabes dorsalis!)
- Argyll-Robertson-Pupillenstarre
- *WaR +, Zellvermehrung im Liquor, Paralysezacke in der Normo-mastixkurve*

## Typische Syndrome:

***Expansiv-maniformes Syndrom***
- Antriebssteigerung
- Größenwahn

***Paranoid-halluzinatorisches Syndrom (s. S. 98)***

***Depressives Syndrom***
- Verarmungs-, Versündigungs-, Schuldwahn

***Agitierte Paralyse***
- Erregungszustände

***Einfach-demente Paralyse***
- häufigste Form
- Euphorie
- Wesensänderung

# Alkoholismus, Alkoholkrankheit, Alkoholabhängigkeit

**Einfacher Rausch** ICD 291.4

– Logorrhoe
– Erregungszustände

**Alkoholintoleranz**

> *Merke:* Geringe Mengen Alkohol führen zum einfachen Rausch

*Mögliche Ursachen:*

– Hirntraumen
– Schwere körperliche Krankheiten
– Neuroleptica, Tranquilizer
– *Leberschäden, auch bei chronischer Alkoholabhängigkeit*

**Pathologischer Rausch** ICD 291.5

*Dauer:* Minuten bis Stunden

*Symptomatik:* ähnlich *Dämmerzustand (s. S. 97)*
– Logorrhoe
– Erregungszustände
– Triebhandlungen, Kurzschlußhandlungen
– Angst
– Affektive Einbrüche

*Mögliche Ursachen:*

– Hirntraumen
– starke Affektspannung
– exzessive körperliche Erschöpfung

- Epilepsie
- Schizophrenie

**Delirium tremens** (s. Akuter exogener Reaktionstyp) ICD 291.0

**Chronischer Alkoholismus** ICD 303.2

---

*Definition:* Körperliche und seelische Abhängigkeit von regelmäßigem Alkoholgenuß in ansteigenden Mengen. Bei Alkoholentzug Auftreten von Entzugssymptomen. Starkes Trinken über mehr als drei Monate.

---

*Symptomatik:*
- Enthemmung
- Triebhandlungen, Kurzschlußhandlungen
- Euphorie, Dysphorie
- Affektlabilität, Affektinkontinenz
- Weitschweifigkeit, umständliches Denken
- Wesensänderung

*Ausgang in:* Organisches Psychosyndrom *(s. S. 100)*
Korsakow-Syndrom *(s. S. 101)*
Organische Demenz *(s. S. 103)*

*Körperliche Folgen:*
- *Gastritis*
- Leberschädigung, Lebercirrhose
- *Polyneuritis* (Reflexverlust)
- Encephalopathia haemorrhagica superior Wernicke (delirante Bilder, Polyneuritis, Augenmuskellähmungen)
- Pachymeningiosis haemorrhagica interna (flächige, gefäßreiche Membranen an der Innenseite der Dura, Blutungen): Kopf- und Nackenschmerz, Lähmungen, Epileptische Anfälle, Aphasie (selten) und Psychische Veränderungen

**Episodischer Alkoholmißbrauch** (Quartalssäufer) ICD 303.0

> **Definition:** Kurze Episoden exzessiven Alkoholgenusses viermal jährlich oder häufiger. Können durch Streß oder Stimmungsschwankungen (Manisch-depressive Krankheit) ausgelöst werden.

**Symptomatik:** wie Chronischer Alkoholismus
- Triebhandlungen, Kurzschlußhandlungen


**Alkoholischer Eifersuchtswahn** ICD 291.3

(wohl hauptsächlich auf Grund von Potenzstörungen bei erhaltener Libido)


**Alkoholparanoia** ICD (hier ungenau) 291.9

- Paranoide Symptomatik
- Beeinträchtigungs-, Verfolgungs- und Vergiftungswahn


**Alkoholhalluzinose** ICD 291.2


**Akute Alkoholhalluzinose**

- Bewußtseinstrübung
- *Angst*
- Innere Unruhe
- *Paranoide Symptomatik* (Verfolgungsideen, Verfolgungswahn)
- *Gehörshalluzinationen*
- selten: Optische Halluzinationen

## Chronische Alkoholhalluzinose (Dauer länger als 6 Monate)

*Ausgang in:* Paranoide Psychose (Schizophrenie)
Organische Demenz

# Drogenabhängigkeit (Rauschmittel und Medikamente) ICD 304
geordnet nach Substanzgruppen

## Aufputschmittel und Weckamine ICD 304.6

*wie:* Amphetamin, AN 1, Captagon, Ritalin

---

*Beachte:* Durch neue Präparate häufiges „Umsteigen"

---

*Symptomatik:*

- Logorrhoe, Perseverationen
- Antriebssteigerung, Motorische Unruhe
- Enthemmung
- Affektlabilität, Affektinkontinenz
- *Denkbeschleunigung, Ideenflucht*
- *Paranoide Symptomatik* und Paranoid-halluzinatorische Syndrome *(s. S. 98)*
- Geruchs- und Geschmackshalluzinationen
- *Schlafstörungen,* Abmagerung

## Rauschmittel (Rauschgifte)

| | |
|---|---|
| wie: Haschisch (Marihuana) | ICD 304.5 |
| Morphinderivate, Opium | ICD 304.0 |
| (auch Ticarda, Tiamon u. a. Antitussiva) beachte Injektionsstellen | |
| Kokain | ICD 304.4 |
| LSD, Mescalin, Psylocibin | ICD 304.7 |
| Organische Lösungsmittel | ICD 304.8 |
| (Pattexverdünner, „Schnüffler") | |

***Symptomatik:***

- Logorrhoe
- *Antriebslosigkeit bis Apathie, Gleichgültigkeit, Willensschwäche*
- Wesensveränderung
- *Kritiklosigkeit, Aggressive Ideologisierung*
- *Manifestation von Psychosen*
- *Bei akuter Intoxikation:*
  - Erregungszustände
  - Enthemmung
  - *Angst*
  - *Dysphorie oder Euphorie*
  - Affektlabilität, Affektinkontinenz
  - Affektive Einbrüche
  - *Wahnstimmung*
  - Optische Halluzinationen
  - Gehörshalluzinationen
  - Ich- und Persönlichkeitsstörungen

***Entzugssymptomatik:***

- Unruhe, Tremor
- Angst
- Schlaflosigkeit
- Tachykardie (Sympathicotonus)
- Anorexie
- Schwitzen

**Anhang:** *Kokainpsychose* (selten)
  - Delire, Dämmerzustände
  - Korsakow-Syndrom
  - Angst
  - Körperhalluzinationen

## Tranquilizer ICD 304.3

(z. B. Chlordiazepoxyd, Meprobamat, Diazepam [Valium])

*Symptomatik:*

- Motorische Unruhe
- Verwirrtheitszustände (Delirium)

| **Schlafmittel** | **Schmerzmittel** | **Asthmamittel** |
| --- | --- | --- |
| - Barbiturate | - Phenacetin | - Ephedrin |
| - Bromide | - Rosimon | (Ephedrinpsychosen!) |
| | - Valoron | |

für diese Substanzgruppen ICD (hier ungenau) 304.8, außer:

Barbiturate              ICD 304.2
andere Schlafmittel     ICD 304.3

*Symptomatik:*

- Logorrhoe, Perseverationen
- Dysphorie oder Euphorie
- Affektlabilität, Affektinkontinenz
- ***Merkfähigkeitsstörungen, Mnestische Störungen***
- ***Denkverlangsamung***, Denkhemmung, Gedankenarmut
- ***Weitschweifigkeit***, umständliches Denken
- ***Wesensänderung***, Verlangsamung

*Körperliche und neurologische Symptomatik:*

- Abmagerung
- Tremor
- Ataxie
- Verwaschene Sprache
- Nystagmus

*Entzugssymptomatik bei erheblicher Abhängigkeit:*

- ***Delirien***
- Dämmerzustände
- ***Motorische Unruhe***
- Halluzinationen
- Epileptische Anfälle

# Psychiatrisch relevante Nebenwirkungen von Medikamenten

Viele häufig gebrauchte Drogen haben psychische Nebenwirkungen. Manche psychischen Störungen werden durch die Medikamente, die sie bessern sollen, verschlechtert. (Beispiel: Durch Neuroleptica können nächtliche Unruhezustände alter Menschen bis zu deliranten Bildern verstärkt werden.)

Eine genaue Vorgeschichte der Medikamenteneinnahme muß bei jedem Patienten erhoben werden, der neue psychische Symptome entwickelt, um drogeninduzierte Bilder von funktionellen psychischen Störungen abgrenzen zu können. Drogeninduzierte psychiatrische Syndrome nehmen an Häufigkeit ständig zu.

- Syndrome des akuten exogenen Reaktionstyps
- Psychotische Episoden, schizophrenieähnliche Bilder
- Depressive Syndrome
- Manische Reaktionen
- Euphorische Zustände
- Cerebrale Krampfanfälle

---

*Merke auch:* Neuroleptica, die auch in vielen Kombinationspräparaten (Beispiel: Paspertin, Ulculind, Neogestacliman) enthalten sind, können massive extrapyramidale Syndrome verursachen:

- Zungenschlund-Syndrom (Verkrampfung der Mund-, Zungen- und Schlundmuskulatur), Schnauzkrämpfe
- Blickkrämpfe
- Akathisie (motorische Unruhe)
- Parkinson-Syndrom

*Therapie:* Akineton i. m.

---

# Medikamente, bei denen Syndrome des akuten exogenen Reaktionstyps beschrieben wurden.

*Meist:* *Delirien* und:
  Amentielle Syndrome.

## — Anticholinergica

  - Antiparkinsonmittel
    Trihexyphenidyl (Artane)
    Orphenadrin (Norflex)
    Amantadin (PK-Merz, Symmetrel)
  - Atropin, atropinhaltige Augentropfen
  - Scopolamin

## — Psychopharmaka
  - Antidepressiva (ältere Patienten)
    Imipramin (Tofranil)
    Nortryptilin (Nortrilen)
  - Neuroleptica
    Clozapin (Leponex)
    Laevopromazin (Neurocil)

## — Schlaf- und Beruhigungsmittel

  - Barbiturate (bei älteren Patienten)
  - Bromide
  - Bromureide
    Carbromal (Adalin)

## — Digitalis (bei älteren Patienten)

## — Halluzinogene

- LSD, Mescalin, Psilocybin, Dimethyltryptamin, STP, Haschisch (in hohen Dosen), Ditran, Stramonium

## — Tuberkulostatica

INH, Isoniazid (Neoteben)
Cycloserin

## — Weitere

Propranolol (Dociton)
Pentazocin (Fortral)
Disulfiram (Antabus)
Phenmetrazin (Preludin comp.)
Levallorphan (Lorfan)
Chloroquin (Resochin)
Vitamin-A-Überdosierung
Penicillin

**Medikamente, bei denen psychotische Episoden und schizo-phrenie-ähnliche Bilder beobachtet wurden** (teilweise sind diese als Provokation latenter Psychosen zu verstehen):

- **Halluzinogene** (nach Abklingen der akut-toxischen Wirkung)

    LDS, Mescalin, Psilocybin, Dimenthyltryptamin, STP, Haschisch in hohen Dosen.
    Kokain.

- **Weckamine**

    Dextroamphetamin, Metamphetamin, Phenmetrazin (Preludin comp.)
    Mephentermin, Methylphenidatum.
    AN 1
    Appetitzügler
    Phentermin (Mirapront) (Überdosierung)

- **Antidepressiva**

- **Weitere**

    L-Dopa
    Diphenylhydantoin (Zentropil, Phenhydan, Antisacer, Epanutin)
    Alkohol (A-Halluzinose)

    *selten:*
    Corticoide
    ACTH
    Contraceptiva (fraglich)

## Medikamente, bei denen Depressionen beobachtet wurden:

- Halluzinogene wie LSD
- Antihypertensiva
  Reserpin und Derivate
  Hydrazalide
  Guanethidin (Ismelin)
- Propranolol (Dociton)


- **Phenothiazine** u. a. **Neuroleptica**

- Indometacin (Amuno)

*fraglich:*
- *L-Dopa*
- *Contraceptiva (bes. bei hohen Progesteron-Dosen, heute absolet)*

**Medikamente, bei denen manische Reaktionen und euphorische Zustände beschrieben wurden:**

- **Tricyclische Antidepressiva**

  Amitryptilin (Laroxyl, Saroten, Tryptizol)
  Imipramin (Tofranil)

- Tranquilizer
  Lorazepam (Tavor)
- Halluzinogene
- Weckamine
- MAO-Hemmer
  Tranylcypromin (Jatrosom)
  *INH, Isoniazid* (Neoteben)

## Medikamente, bei denen cerebrale Krampfanfälle beobachtet wurden:

### Halluzinogene

- Weckamine
- Kokain
- LSD u. a. Halluzinogene

---

*Beachte:* Drogenvorgeschichte erheben!

---

### Psychopharmaka

- *Neuroleptica*
  z. B. Chlorpromazin (in hohen Dosen)
- Tricyclische Antidepressiva (in hohen Dosen)
- MAO-Hemmer
- Lithiumcarbonat

### Antibiotica u. ä.

- Isoniazid (Neoteben)
- Cycloserin
- Penicillin (im anaphylaktischen Schock, bei sehr hohen Dosen: 40 Mill. E/die)
- Polymyxin
- Nalidixinsäure
  Anfallsprovokation bei Epileptikern
  (in toxischen Dosen)
- Quinacrin
- Chloroquin (Resodrin, Aesochin)
- Piperazinhydrat (Uvilon)

**Röntgenkontrastmittel**

**Lokalanaesthetica**

Tetracain, Lidocain, Procain (bei Überdosierung, bei i. v.-Gabe)

**Antabus**

*seltener* und *fraglich:*
- Diphenylhydantoin
  (bei i. v.-Gabe, zur Behandlung kardialer Arrhythmien)
- Oxytocin
- Contraceptiva (aggravieren Anfälle bei Epileptikern)
- Vitamin A
- Schmerz- und Fiebermittel
  Salicylate
  Pyrazolonderivate
  Aminophenazon (Pyramidon)
  Phenacetin
  Indomethacin (Amuno)
  Phenylbutazon
- Atropin
- Bromsulphthalein

**Bei Entzug von**

- Alkohol
- Schlafmitteln (bes. Barbiturate)
  Bromide, Methaqualon (Revonal)
- Distraneurin

# Suicidalität (Erkennung und Akute Maßnahmen)

### Symptomatik:

- **Depressive Stimmung**
- **Offene oder versteckte Suicidäußerungen**

---

Befragung wichtig:
„Haben Sie in letzter Zeit schon einmal daran gedacht, Schluß zu machen?"

---

- Autoaggressive Tendenzen
- Selbstbeschuldigung, **Selbstvorwürfe**
- Trauminhalte: Katastrophen, Fallen, Weggehen

### Soziale Situation:

- Isolierung, Einpersonenhaushalte
- keine tragfähige zwischenmenschliche Beziehung (auch keine tragfähige Patient-Arzt-Beziehung)
- Konfliktsituationen mit objektiver oder subjektiver Ausweglosigkeit
- Objektiv oder subjektiv mangelnde Hilfsbereitschaft der Angehörigen

### Anamnese:

- Suicide in der Familie
- **frühere Suicidversuche**
- Schizophrenie
- Suchtkrankheiten
- Depressionen (vor allem endogene, besondere Gefahr bei Beginn und Ende der Phasen!)

## Akute Maßnahmen:

- Patient nicht unbeobachtet lassen
- Suicidtendenzen ansprechen
- Angehörige verständigen
- Dämpfende Medikamente (z. B. Valium, Melleril, Neuroleptica)
- *keine Antidepressiva*
- evtl. Unterbringung in geschlossener Abteilung

# Literatur

## 1. Standardwerke

American Handbook of Psychiatry (S. Arieti, ed.). New York: 1966.

BLEULER, E.: Lehrbuch der Psychiatrie (M. Bleuler, Hrsg.), 11. Aufl. Berlin-Heidelberg-New York: Springer 1969.

Diagnosenschlüssel und Glossar psychiatrischer Krankheiten. Deutsche Übersetzung der internationalen Klassifikation der WHO: ICD (International Classification of Diseases). 8. Revision und des internationalen Glossars. Übersetzt von W. Mombour, G. Kockott. Berlin-Heidelberg-New York: Springer 1971.

Drug-Induced Diseases. Vol. 3. (L. Meyler, H. M. Peck, eds.). Amsterdam: Excerpta Medica 1968.

Drug-Induced Diseases. Vol. 4. (L. Meyler, H. M. Peck, eds.). Amsterdam: Excerpta Medica 1972.

HEGGLIN, R.: Differentialdiagnose innerer Krankheiten, 10. Aufl. Stuttgart: Thieme 1966.

MEYLER, L., HERXHEIMER, K.: Side effects of drugs. Vol. VI. Amsterdam: Excerpta Medica 1969.

SCHEID, W.: Lehrbuch der Neurologie. Stuttgart: Thieme 1966.

SCHNEIDER, K.: Klinische Psychopathologie, 8. Aufl., Stuttgart: Thieme 1967.

SCHULTE, W., TÖLLE, R.: Psychiatrie, 3. Aufl., Berlin-Heidelberg-New York: Springer 1975.

## 2. Zu einzelnen Problemen

BENEDETTI, G.: Die Alkoholhalluzinosen (Sammlung psychiatrischer und neurologischer Einzeldarstellungen). Stuttgart: Thieme 1952.

VAN DEN BERG, J. H.: Grundriß der Psychiatrie. Stuttgart: Fischer 1970.

EATON, M. T., PETERSON, M. H.: Psychiatrie. New York: 1967.

EY, H., BERNHARD, P., BRISSET, Ch.: Manuel de Psychiatrie. Paris: 1963.

HALLEN, O.: Zur Problematik der sogenannten psychomotorischen Anfälle. Nervenarzt **9**, 421–425 (1970).

HIPPIUS, H.: Grundriß der psychiatrischen Pharmakotherapie. Bayer-Leverkusen o. J.

HIPPIUS, H., SELBACH, H. (Hrsg.): Das depressive Syndrom. München-Berlin-Wien: Urban & Schwarzenberg 1969.

LEONHARD, K.: Grundlagen der Psychiatrie. Stuttgart: 1948.

PETERS, U. H.: Das exogene paranoid-halluzinatorische Syndrom. Basel-New York: Karger 1967.

RABE, F.: Diagnostische Probleme bei der Unterscheidung von hysterischen und epileptischen Anfällen. Nervenarzt **9**, 426–428 (1970).

REIMER, F.: Das Syndrom der optischen Halluzinose (Sammlung psychiatrischer und neurologischer Einzeldarstellungen). Stuttgart: Thieme 1970.

SCHARFETTER, Ch.: Definitionen und Kommentare zur Dokumentation des psychopathologischen Befundes (Beleg 3) des AMP-Systems. Manuskript. Zürich 1970.

SPOERRI, Th.: Kompendium der Psychiatrie. Basel-München-New York: Karger 1970.

WÄTZIG, H., MICHAELIS, R.: Tavor: Kein problemloses Benzodiazepin-Derivat. Nervenarzt **44**, 499–500 (1973).

WEITBRECHT, H. J.: Psychiatrische Fehldiagnosen in der Allgemeinpraxis. Stuttgart: Thieme 1966.

BENKERT, H., FLORU, L., FREISTEIN, H.: Psychische Störungen bei ausländischen Arbeitnehmern, die zur stationären Behandlung in die psychiatrische Klinik eingewiesen wurden. Nervenarzt **45**, 76–87 (1974).

ZWINGMANN, C. A., PFISTER-AMMENDE, M.: Uprooting and after ...". Berlin-Heidelberg-New York: Springer 1973.

# Sachverzeichnis

H. A. Baar, H. U. Gerbershagen: **Schmerz – Schmerzkrankheit – Schmerzklinik.** 1974. DM 12,80; US $ 5.30
ISBN 3-540-06553-9

G. G. Belz, M. Stauch: **Notfall EKG-Fibel.** 1975.
DM 16,80; US $ 6.90  ISBN 3-540-07342-6

H. Daweke, J. Haase, K. Irmscher: **Diätkatalog.** Diätspeisepläne, Indikation und klinische Grundlagen. 1976.
DM 24,80; US $ 10.20  ISBN 3-540-07665-4

M. Eisner: **Abdominalerkrankungen.** Diagnose und Therapie für die Praxis. 1975. DM 24,–; US $ 9.90  ISBN 3-540-07378-7

F. Freuler, U. Wiedmer, D. Bianchini: **Gipsfibel 1.** Geläufige Fixationen und Extensionen bei Verletzungen im Erwachsenenalter. 1975. DM 19.80; US $ 8.20  ISBN 3-540-06922-4

U. Wiedmer, F. Freuler, D. Bianchini: **Gipsfibel 2.** Geläufige Fixationen und Extensionen bei Verletzungen im Kindesalter. 1976. DM 24,60; US $ 10.10  ISBN 3-540-07521-6

G. Friese, A. Völcker: **Leitfaden für den klinischen Assistenten.** 1975. DM 19,80; US $ 8.20  ISBN 3-540-07245-4

W. Leydhecker: **Glaukom in der Praxis:** Ein Leitfaden. 1973.
DM 12,80; US $ 5.30  ISBN 3-540-06452-4

H. Marx: **Differentialdiagnostische Leitprogramme in der Inneren Medizin.** Procedere. 1976. DM 19,80; US $ 8.20
ISBN 3-540-07644-1

K. Miehlke, D. Wessinghage: **Entzündlicher Rheumatismus.** Die Rheumafibel 1. 3. Auflage 1976. DM 24,80; US $ 10.20
ISBN 3-540-07760-X

W. D. Schäfer: **Strabismus in der Praxis.** Untersuchungstechnik und Behandlungsablauf. 1976. DM 18,80; US $ 7.80
ISBN 3-540-07782-0

G.-W. Schmidt: **Pädiatrie.** Klinik und Praxis. 1974.
DM 18,80; US $ 7.80  ISBN 3-540-06778-7

P. Schmidt, E. Deutsch, J. Kriehuber: **Diät für chronisch Nierenkranke.** Eine Diätfibel für Ärzte, Diätassistenten und Patienten. 1973. DM 12,80; US $ 5.30  ISBN 3-540-06226-2

Preisänderungen vorbehalten

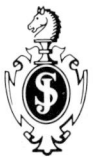

**Springer-Verlag**
**Berlin  Heidelberg  New York**

E. Bleuler
**Lehrbuch der Psychiatrie**
13. Auflage neubearbeitet von M. Bleuler. 1975.
Gebunden DM 88,–; US $ 36.10
ISBN 3-540-07217-9

W. Schulte, R. Tölle
**Psychiatrie**
3. neubearbeitete und erweiterte Auflage 1975. DM 38,–; US $ 15.60
ISBN 3-540-07317-5

F. W. Bronisch
**Psychiatrie und Neurologie**
Klinische, forensische und soziale Daten, Fakten und Methoden. 1971.
(Heidelberger Taschenbücher, 88. Band) DM 19,80; US $ 8.20
ISBN 3-540-05420-0

H. Kind
**Leitfaden für die psychiatrische Untersuchung**
Eine Anleitung für Studierende und Ärzte in Praxis und Klinik. 1973.
(Heidelberger Taschenbücher, 130. Band) DM 19,80; US $ 8.20
ISBN 3-540-06315-3

**Lexikon der Psychiatrie**
Gesammelte Abhandlungen der gebräuchlichsten psychopathologischen
Begriffe. Herausgeber: C. Müller 1973. Gebunden DM 98,–; US $ 40.20
ISBN 3-540-06277-7

**Lehrbuch der speziellen Kinder- und Jugendpsychiatrie**
Von H. Harbauer, R. Lempp, G. Nissen, P. Strunk. 3. überarbeitete Auflage
1976. Gebunden DM 98,–; US $ 40.20
ISBN 3-540-07650-6

W. Janzarik
**Themen und Tendenzen der deutschsprachigen Psychiatrie**
1974. DM 12,–; US $ 5.00
ISBN 3-540-06387-0

**Psychodrama**
Theorie und Praxis
Band 1
G. A. Leutz
**Das klassische Psychodrama nach J. L. Moreno**
1974. DM 38,–; US $ 15.60
ISBN 3-540-06824-4


Preisänderungen vorbehalten

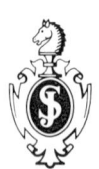

Springer-Verlag  Berlin  Heidelberg  New York